MIX
Papier aus verantwortungsvollen Quellen
Paper from responsible sources
FSC® C105338

Christine Jende

Menschenwürdiger Umgang mit Demenzkranken

Diplomica Verlag GmbH

Jende, Christine: Menschenwürdiger Umgang mit Demenzkranken,
Hamburg, Diplomica Verlag GmbH 2013

Buch-ISBN: 978-3-8428-9379-5
PDF-eBook-ISBN: 978-3-8428-4379-0
Druck/Herstellung: Diplomica® Verlag GmbH, Hamburg, 2013

Bibliografische Information der Deutschen Nationalbibliothek:
Die Deutsche Nationalbibliothek verzeichnet diese Publikation in der Deutschen
Nationalbibliografie; detaillierte bibliografische Daten sind im Internet über
http://dnb.d-nb.de abrufbar.

Das Werk einschließlich aller seiner Teile ist urheberrechtlich geschützt. Jede Verwertung außerhalb der Grenzen des Urheberrechtsgesetzes ist ohne Zustimmung des Verlages unzulässig und strafbar. Dies gilt insbesondere für Vervielfältigungen, Übersetzungen, Mikroverfilmungen und die Einspeicherung und Bearbeitung in elektronischen Systemen.

Die Wiedergabe von Gebrauchsnamen, Handelsnamen, Warenbezeichnungen usw. in diesem Werk berechtigt auch ohne besondere Kennzeichnung nicht zu der Annahme, dass solche Namen im Sinne der Warenzeichen- und Markenschutz-Gesetzgebung als frei zu betrachten wären und daher von jedermann benutzt werden dürften.

Die Informationen in diesem Werk wurden mit Sorgfalt erarbeitet. Dennoch können Fehler nicht vollständig ausgeschlossen werden und die Diplomica Verlag GmbH, die Autoren oder Übersetzer übernehmen keine juristische Verantwortung oder irgendeine Haftung für evtl. verbliebene fehlerhafte Angaben und deren Folgen.

Alle Rechte vorbehalten

© Diplomica Verlag GmbH
Hermannstal 119k, 22119 Hamburg
http://www.diplomica-verlag.de, Hamburg 2013
Printed in Germany

Gliederung

1 Einleitung 7
2 Begriffsbestimmungen 9
   2.1 Der demenzkranke Mensch 10
   2.2 Geschichte der Demenz 12
   2.3 Demenzformen und Zahlen 14
   2.4 Krankheitsverlauf und Symptome 16
      2.4.1 Stadien der Alzheimer-Krankheit 18
      2.4.2 Therapiemöglichkeiten 19
3 Diskussionsgrundlagen und Problemstellungen 22
   3.1 Personenbegriff 22
      3.1.1 Kants Personenbegriff 23
      3.1.2 Bewusstseinstheoretischer Personenbegriff 24
      3.1.3 Personenstatus von Demenzpatienten 25
   3.2 Autonomie und Würde 28
      3.2.1 Gesetzlich geschützter Würdebegriff 29
      3.2.2 Christlich-theologischer Würdebegriff 30
      3.2.3 Kants Würdebegriff 31
      3.2.4 Gegenwärtige Auffassungen von Würde 33
      3.2.5 Moralische Konzeption der Menschenwürde 35
      3.2.6 Universalitätsanspruch der Menschenwürde und Menschenrechte 38
   3.3 Ethische Probleme im Zusammenhang mit der Krankheit Demenz 39
      3.3.1 Verantwortungsübertragung 39
      3.3.2 Wahrheit und Lüge 40
      3.3.3 Paternalismus 41
      3.3.4 Diagnose und Patientenautonomie 44
      3.3.5 Gewalt 46
      3.3.6 Patientenverfügung und künstliche Ernährung 46
      3.3.7 Forschung 49
4 Die Versorgungssituation von Demenzkranken in Deutschland und Dänemark im Vergleich 51
   4.1 Deutschland 51
   4.2 Dänemark 53

5	**Implementierung**	**56**
5.1	Verehrung der Alten	56
5.2	Christliches Liebesgebot	56
5.3	Der Kategorische Imperativ	57
5.4	Goldene Regel	58
6	**Gesellschaftsvertrag und damit verbundene Anweisungen**	**61**
6.1	Gesellschaftliche Herausforderungen	61
6.2	Ökonomie, Politik und Gesetzgebung	63
6.2.1	Finanzielle Aspekte	64
6.2.2	Demenzgerechtes Wohnen und Leben	66
6.2.3	Pflege	68
6.3	Ethisches Konzept	70
6.3.1	Basis Achtung	71
6.3.2	Zustand des Nichtwissens aufheben	73
6.3.3	Negatives Konzept von Würde	74
7	**Perspektiven**	**76**
8	**Literaturverzeichnis**	**77**
8.1	Zitierte Literatur	77
8.2	Weitere Literatur	80
8.3	Internetquellen	82
9	**Abbildungsverzeichnis**	**84**

1 Einleitung

Warum sollen wir uns mit dem Thema Demenz auseinandersetzen, mit einer Krankheit, bei der jeder hofft, dass sie einen selbst nie betrifft? Im Moment zeigt sich in der demographischen Entwicklung folgendes Bild: Mit der zunehmenden Lebenserwartung steigt die Zahl alter und vor allem hochbetagter Menschen in unserer Gesellschaft stetig an. Wir werden zwar immer älter, aber mit großer Wahrscheinlichkeit auch über einen immer längeren Zeitraum pflegebedürftig. Da das Alter als Hauptrisikofaktor für das Entstehen von Demenz des Alzheimertyps gilt, steigt auch die Anzahl der Demenzkranken von Jahr zu Jahr an. Alzheimer scheint zu einer Volkskrankheit zu werden. Aufgrund der sinkenden Geburtenraten stehen dem gegenüber immer weniger Junge zur Verfügung, die für die Versorgung und Pflege sorgen. Aber Demenz wird nicht nur eine immer größer werdende Herausforderung für die Gesellschaft sein, sondern auch das Verständnis von Selbstbestimmung und Menschenwürde berühren. Es herrscht Angst vor einem solchen „Tod auf Raten".

Hilflosigkeit, finanziell beschränkte Mittel und Abhängigkeit von Pflegenden führen oft dazu, dass pflegebedürftige Menschen unwürdig behandelt werden. Pflegebedürftigkeit wird von Vielen als Bedrohung der Würde gefürchtet. In ihren Augen ist menschenwürdiges Leben mit der Fähigkeit zur Führung eines selbständigen Lebens und Selbstbestimmung verbunden. Menschenwürdige Pflege sollte selbstverständlich sein und die Würde der Kranken wahren.

Bereits bei den Recherchen bei Ärzten und Therapiezentren für die vorliegende Abhandlung war feststellbar, dass Mediziner und Psychologen auf Fragen zum würdevollen Umgang mit Demenzkranken meist keine Auskunft geben wollen. Eine Ärztin einer Gedächtnissprechstunde lachte bei dem Gedanken darüber, sich mit dem Thema Demenz aus philosophischer Sicht auseinanderzusetzen. Mediziner sehen ihre Aufgabe hauptsächlich darin, das Fortschreiten der Krankheit möglichst lange hinauszuzögern. Das übliche Handlungsziel, eine Heilung, ist nach dem heutigen Forschungsstand nicht möglich. Häufig sind auch Psychologen und Psychiater an der Diagnosestellung beteiligt. Besteht bei einem Menschen der

Verdacht, an Demenz erkrankt zu sein, wenden sich Angehörige[1] von Betroffenen an Ärzte oder Psychologen und erhalten dann vor allem Auskunft über medizinische Behandlungsmöglichkeiten und psychologische Therapieformen. Tauchen jedoch moralische Fragen zum Umgang mit den Erkrankten auf, bleiben viele Fragen unbeantwortet. Wie kann mit den Erkrankten würdevoll umgegangen werden? Auch viele Hausärzte sind mit den Beratungen und Entscheidungen überfordert, die sie für ihre Patienten leisten sollen. Moralische Konflikte entstehen lange bevor die Frage im Raum steht, ob der Demenzkranke in einem Pflegeheim untergebracht werden soll. Meist können die Experten keine befriedigenden Antworten auf ethische Fragen zum Thema Demenz geben.

Auch in den zahlreichen Ratgebern zu Demenz und Alzheimer kommt das Stichwort „Würde" so gut wie nie vor. In den Einzelwissenschaften wird wenig Notwendigkeit gesehen, über das eigene Forschungs- bzw. Arbeitsgebiet hinauszublicken. Hier sind Philosophen gefragt, die Einzelwissenschaften Medizin und Psychologie mit den fächerübergreifenden Erkenntnissen der Philosophie zu vereinen. Es kann hier keine vollständige Theorie von ethischer Pflege mit Klärung aller Verantwortlichkeiten oder eine Lösung des Generationenkonfliktes ausgeführt werden.

Anzustreben sind ethische Handlungsgrundlagen, um einen würdevollen Umgang mit Demenzkranken zu garantieren und Antworten auf ethische Fragen geben zu können. Bisher wurde das Thema in der gegenwärtigen philosophischen Forschung meines Erachtens noch nicht ausreichend behandelt. Beachtung finden nichteinwilligungsfähige Personen meist nur bei der Frage nach Sterbehilfsmaßnahmen. Das Thema dieser Abhandlung ist nicht der würdevolle Tod der Kranken und auch nicht das würdevolle Altern im Allgemeinen, sondern der würdevolle Umgang mit den Erkrankten. Das Thema betrifft vor allem Ärzte, Pflegepersonal, Theologen und die Angehörigen, aber auch die Gesellschaft allgemein, denn - es kann jeden treffen, man muss nur alt genug werden.

---

[1] Anmerkung: Der Begriff Angehörige schließt alle Familienangehörigen in weiblicher und männlicher Form ein: Ehe- und Lebenspartner, Kinder, Schwiegertöchter und Schwiegersöhne, Enkelkinder etc.

2 Begriffsbestimmungen

Im Folgenden sollen zunächst einige Begriffe und Fakten im Zusammenhang mit der Krankheit Demenz erläutert werden. Zunächst soll ein Bild davon entstehen, was ein demenzkranker Mensch ist. Anschließend folgt ein kurzer Abriss über die Geschichte der Demenz, um die negative Besetzung der Krankheit besser nachvollziehen zu können. Was sollte man wissen über die Krankheit Demenz? Dieser Frage soll in den Kapiteln 2.3 und 2.4 nachgegangen werden. Denn nur auf der Grundlage von ausreichendem Wissen über die Krankheit können zufriedenstellende Handlungsanweisungen entwickelt werden.

Der Begriff Demenz bezeichnet den Verfall der geistigen Leistungsfähigkeit. Dazu gehören vor allem die Abnahme von Gedächtnisleistung und des Denkvermögens. Die wörtliche Übersetzung des lateinischen *demens* bedeutet „ohne Geist sein", zusammengesetzt aus dem Präfix *de* (un-, nicht-, ent-, von etwas weg) und *mens* (Geist, Verstand). Genauer betrachtet bezeichnet Demenz nicht eine einzelne Krankheit, sondern verschiedene Störungen des geistigen Leistungsvermögens. Durch das Zusammentreffen verschiedener Symptome entsteht ein Krankheitsbild, das als „dementielles Syndrom" bezeichnet wird. Demenz ist also zunächst einmal der Zustand eines Menschen „ohne Verstand": Er tut und redet unsinniges Zeug.[2]

In einer Arbeitsgruppe von Ärzten und Neurowissenschaftlern wurde 1984 in den USA eine nun allgemein verbreitete Definition der Demenz erarbeitet:

> *Demenz ist das Nachlassen des Gedächtnisses und anderer kognitiver Funktionen im Vergleich zu früheren Funktionsniveaus des Patienten, bestimmt durch eine Anamnese nachlassender Leistung und durch Anomalien, die anhand der klinischen Untersuchungen und neuropsychologischer Tests festgestellt werden.*
> *Die Diagnose Demenz kann nicht gestellt werden, wenn das Bewusstsein beeinträchtigt ist oder wenn andere klinische Anomalien eine adäquate Beurteilung des Geisteszustandes verhindern. Demenz ist eine auf Verhalten beruhende Diagnose und kann nicht durch einen Gehirn-Scan, ein EEG oder andere Laborinstrumente bestimmt werden, obwohl sich durch diese Mittel spezielle Ursachen der Demenz identifizieren lassen.[3]*

---

[2] vgl. BMFG 2006.
[3] McKhann 1984.

2.1 Der demenzkranke Mensch

Eine Antwort auf die Frage „Was ist der Mensch?" versuchten die Philosophen in allen Zeiten zu finden. In der Antike galt der Mensch als sozial handelnde und sich selbst erkennende Person, dessen Vernunft sich im Dialog entfaltete. Ähnlich galt der Mensch im Mittelalter als *animal rationale* und *animal sociale*. In der Neuzeit geht man davon aus, dass der Mensch sich und seine Welt selbst schaffen kann. Seit Kant basieren alle Personenkonzeptionen auf dem Begriff der Vernunft. Aber ein demenzkranker Mensch ist, auch wenn er nicht mehr autonom und vernünftig handeln kann, ein Mensch. Heute lässt sich die Frage im Hinblick auf Demenzkranke umformulieren: Was ist der demenzkranke Mensch?

Auch darauf lässt sich nicht einfach eine Antwort geben. Vielmehr finden sich viele verschiedene Auffassungen darüber, je nach dem, aus welcher Sicht die Frage gestellt wird. Der Mediziner stellt seine Diagnose anhand von Gedächtnistests und Computertomografien, der Angehörige misst die Krankheit an der Vergesslichkeit und Absonderlichkeit des Erkrankten, der Außenstehende womöglich an der Heimeinweisung. Der Umgang mit dementiell erkrankten Menschen stellt große Herausforderungen an Pflegende und Angehörige. Durch die veränderten Verhaltensweisen wird der Umgang mit dem Kranken oft als sehr schwierig empfunden. Das veränderte Verhalten löst bei den Angehörigen Ratlosigkeit und Ängste aus. Hilfreich ist Wissen über die Krankheit Demenz.

Wie wird die Krankheit Demenz von ihren Opern erlebt? Was ein Demenzkranker denkt und fühlt, kann ein Nichtbetroffener nicht nachvollziehen, weil es ihm an Erfahrung eines solchen Zustandes fehlt. Selbstverständlich ist das Erleben der Krankheit bei jedem Einzelnen individuell. Häufig kann an den Kranken Hilflosigkeit, Angst und Traurigkeit beobachten werden.

Einfühlungsvermögen und Beobachtung helfen festzustellen, wie der Kranke gerade empfinden mag. Natürlich ist es schwer sich in jemanden hineinzuversetzen, der nicht mehr logisch denken kann, weil es dabei an eigener Erfahrung fehlt. Erschwerend kommt die mit dem Verlauf der Krankheit zunehmende Kommunikationsunfähigkeit des Demenzkranken hinzu. Die Kranken geben auf die Frage nach ihrem Befinden meist „gut" zur Antwort, da sie zu langen Erklärungen und Vergleichen nicht mehr in der Lage sind. Außerdem herrscht durch das „große Vergessen" im Körper eine größere Zufriedenheit mit den äußeren Lebensbedingungen, als bei nicht an Demenz erkrankten Gleichaltrigen. Demenz lässt sich mit dem Traumerleben eines Gesunden vergleichen. Im Traum gibt es keine Spiegelbilder, auch der Demenzkranke erkennt sein eigenes Spiegelbild im fortgeschrittenen Stadium nicht wieder. Im Traum hat mein kein Bewusstsein für sein Alter, alles und jeder ist zeitlos jung. Ähnlich kann auch der Demente keine Auskunft über sein Alter geben. Gespräche mit Verstorbenen sind im Traum wie auch für Demenzkranke möglich. Reale Zeit spielt in beiden Fällen keine Rolle. Im Traum fehlt das Schmerzempfinden, würde man Schmerzen empfinden, wäre sofortiges Erwachen die Folge. Auch das Schmerzempfinden kann bei Demenz gestört sein. Es kann entweder so herabgesetzt sein, dass der Kranke kaum noch Schmerzen empfindet, selbst wenn er sich etwas gebrochen hat. Das Schmerzempfinden kann aber auch verstärkt empfunden werden. Dies macht es schwer, Äußerungen zu Schmerzen von Demenzkranken einzuordnen. Am Vergleich zwischen Traum und Demenz ist zu erkennen, dass der Demente sich in einer anderen Welt befindet und seine Wahrnehmungen für ihn real sind.

Sicher kann jedoch gesagt werden, was ein demenzkranker Mensch nicht ertragen will: Er will nicht vergeblich leiden, weder physisch noch psychisch-sozial durch Ausgrenzung, Abwertung, Demütigung oder Entwürdigung, auch wenn er dies nicht mehr äußern kann. An Demenz leidende Menschen werden in ihren Wünschen und Äußerungen häufig nicht ernst genommen. Ihr Verhalten wird nach den Wertmaßstäben gesunder Menschen beurteilt oder sie werden wie kleine Kinder behandelt. Der Respekt vor dem Willen des Kranken und seiner Wahrnehmung wird in Stresssituationen schnell missachtet.

Da Begriffe wie Würde, Autonomie und Wille in den Bereich der Philosophie fallen, könnte vermutet werden, dass Demenzkranke einen wesentlichen Diskussionspunkt in der Ethik ausmachen. Leider findet das Thema bisher keine große Beachtung. Lange Zeit war Post nahezu der Einzige, der sich aus ethischer Sicht mit dem Thema Demenz auseinandersetzte.[4]

---

[4] vgl. Post 1995.

2.2 Geschichte der Demenz

In archaischen, schriftlosen Kulturen verfügten die Alten in der Regel über hohes Ansehen, bis sie das Stadium der Hilflosigkeit erreichten. Dann erfolgte ein Ausstoßungsprozess bis hin zur rituellen Altentötung. Altersverwirrte Menschen wurden als „verrückt", „verkalkt" oder „vom Teufel besessen" beschrieben. Vor allem in nomadisierenden Völkern fanden Senizid durch Verlassen, Erwürgen oder Erschlagen statt. Gründe dafür waren vor allem Nahrungsknappheit und wirtschaftliche Not. Im Juden- und Christentum wurde die Sorge für Kranke und Schwache zu einem Grundgedanken, was den Alten eine Sonderstellung in der Gesellschaft einräumte (vgl. dazu Kap. 5.2). In Krisensituationen scheint der Mensch jedoch dazu geneigt, auf die Verhältnisse in archaischen Kulturen zurückzugreifen.[5]

In der Antike wurde das Alter selbst und das damit verbundene Nachlassen der Geistestätigkeit als natürliche Krankheit angesehen. Platon griff in den *Gesetzen* (646a) ein von der alltäglichen Erfahrung abgeleitetes Sprichwort auf:

Im Hinblick auf die Vernunft sind Greise zum zweiten Mal Kinder.[6]

Auch Cicero beschrieb in seiner Schrift *Cato Maior über das Alter* die körperlichen und geistigen Folgen der Senilität:

Das Gedächtnis lässt nach (VII 21) ... Denn auch die Geisteskräfte schwinden im hohen Alter, falls man nicht, wie bei einer Lampe, Öl nachträufelt.[7]

„*Der medizinische Terminus Demenz setzte sich durch die Veröffentlichungen der französischen Psychiater Pinel [...] und Esquirol[8] durch, die zu Beginn des 19. Jahrhunderts in Paris arbeiteten.*"[9] Sie bezeichneten damit altersbedingte, chronische Krankheitszustände, die durch die Zunahme der Lebenserwartung häufiger auftraten. Der deutsche Psychiater Kraepelin übernahm den Begriff *senile Demenz*

---

[5] vgl. Brandt 2002.
[6] Plato: Die Gesetze, I 14 (646a). Anmerkung: Dieser Satz erschien als geflügeltes Wort abgewandelt in vielen Schriften der frühen Neuzeit, z B. bei *Erasmus von Rotterdam* (*Lob der Torheit*) und in *Shakespeares* Dramen *Hamlet* (II.2) und *Wie es euch gefällt* (II.7).
[7] Cicero 1993, XI 36. Anmerkung: Cicero war überzeugt, dass Senilität durch ein aktives intellektuelles Leben verhindert werden kann (vgl. dito VII 21 ff.), ein Glaube, der sich bis in unsere Zeit hineinzieht. Aktuelle Forschungsergebnisse beweisen, dass Demenz unabhängig von Bildungsstand und geistiger Aktivität auftritt. Ob Nobelpreisträger oder Fabrikarbeiter, es kann jeden treffen.
[8] Eine sehr treffende Beschreibung der Demenz findet sich in Esquirols „Die Geisteskrankheiten" von 1838, S. 158-9: „Der Demente ist der Güter beraubt, deren er sich sonst erfreute, er ist ein Armer, der früher reich war; der Idiot hat immer im Unglück und Elend gelebt. Der Zustand des Dementen kann sich ändern, der des Idioten bleibt immer derselbe."
[9] Werner 1997.

1890 ins Deutsche. Sein Kollege Alois Alzheimer berichtete 1906 auf einem Kongress zum ersten Mal von einem Fall von seniler Demenz und den dabei auftretenden Veränderungen im Gehirn. Seine Patientin Auguste D.[eter] litt unter einer auffälligen Form der senilen Demenz. Sie erkrankte 51-jährig an einer rasch fortschreitenden Demenz und war von 1901 bis zu ihrem Tode 1906 unter Alzheimers Beobachtung. Diese spezielle und am häufigsten verbreitete Erscheinungsform der Demenz ist als „Alzheimer", bzw. im medizinischen Kontext geläufiger als „Demenz vom Alzheimertyp", bekannt.[10]

In einem medizinischen Wörterbuch von 1927 findet sich unter dem Stichwort „Demenz" folgende Definition: *„Dementia lat.* **Demenz** *Blödsinn, höherer Grad von Geistesschwäche als Schwachsinn, s. d., Erscheinung bei verschiedenen Geisteskrankheiten."*[11]

Im Dritten Reich galt Demenz, häufig als „Senilität" bezeichnet, als eine erblich bedingte Krankheit. Im Rahmen des so genanten „T 4-Projekts"[12] wurden von 1939-41 die Menschen mit einem „lebensunwerten Leben" (darunter fielen unheilbar Kranke und Behinderte) und Menschen, die Krankheiten weitervererben könnten, aufgrund der Rassenhygiene vergast. Der von den Kliniken auszufüllende „Meldebogen 1", enthielt neben Krankheiten wie Schwachsinn oder Schizophrenie als eigenen Punkt auch „senile Erkrankungen". Bei der Diagnose der senilen Erkrankungen konnten zusätzlich „stärker verwirrt" und „unsauber" ergänzt werden.[13] Nach dieser historischen Erfahrung wurde die Verpflichtung zur Achtung der Menschenwürde im deutschen Grundgesetz (GG)[14] aufgenommen. Trotzdem ist die Krankheit Demenz immer noch mit dem Gedanken verbunden, ob ein solches Leben überhaupt lebenswert ist.[15]

---

[10] vgl. Förstl 2003.
[11] Medizinisches Wörterbuch 1927 (Hervorhebungen im Original).
[12] vgl. Klee 1985, S. 166 ff.: Ab April 1940 wurde ein Großteil der Verwaltung der Euthanasie-Zentrale in der Tiergartenstraße Nr. 4 untergebracht und inoffiziell als „T 4" bezeichnet, die Euthanasie wurde „Aktion T 4" genannt.
[13] Ein Beispiel eines solchen Meldebogens ist abgedruckt in: Klee 1985, S. 176.
[14] s. Grundgesetz für die Bundesrepublik Deutschland 1949, Artikel 1 Absatz 1.
[15] Anmerkung: Foucault liefert einen bemerkenswerten Abriss darüber, wie die ganze Geschichte hindurch der Begriff Demenz negativ besetzt war. Wir brauchen uns über unsere Angst vor dieser Krankheit also nicht zu wundern. s. Foucault 1969.

2.3 Demenzformen und Zahlen

Demenz stellt eine der häufigsten Erkrankungen im hohen Alter dar. Mit der stetig wachsenden Zahl der hochbetagten Menschen steigt auch die Zahl der Erkrankungen. In Deutschland leiden im Moment ca. 1-1,2 Millionen Menschen unter Demenz. Die Zahlenangaben variieren, weil sie auf Schätzungen beruhen. Es ist davon auszugehen, dass sich die Zahl der Erkrankten bis zum Jahr 2050 verdoppeln wird.

Mit einem Anteil von ca. 72 %[16] ist die am bekanntesten und am weitesten verbreitete Form einer Demenzerkrankung die Demenz vom Alzheimertyp (DAT). Sie ist eine degenerative Krankheit des Gehirns, durch welche die Nervenzellen des Gehirns irreversibel zerstört werden. Charakteristisch sind ihr schleichender Beginn und die gleichmäßige Abnahme der Leistungsfähigkeit.

Die Diagnose Alzheimer wurde erstmals 1906 durch den Arzt Alois Alzheimer an der Patientin Auguste D. gestellt. Mit den wenigen Worten *„Ich habe mich sozusagen selbst verloren"*, beschrieb Auguste D. selbst ihre Krankheit. An dieser Äußerung ist erkennbar, dass Alzheimer weit über den Verlust kognitiver Leistungsfähigkeit hinausgeht. Die Erkrankung wurde durch Alzheimer mit physiologischem, nicht mit psychologischem Ursprung diagnostiziert, da er nachweisen konnte, dass im Bereich des Gehirns Nervenzellen absterben. Zuvor galten senile Menschen als irre oder schwachsinnig und nicht als physiologisch krank.[17]

Noch vor 25 Jahren war Alzheimer eine meist nur unter Forschern und Spezialisten bekannte Krankheit. Heute ist Alzheimer durch Medienberichte nahezu jedem bekannt. Fast jeder kennt jemanden, der betroffen ist oder war. In vielen Ländern existieren Alzheimer-Gesellschaften und Selbsthilfegruppen und in einigen Ländern existieren spezielle Pflegeheime für Demenzerkrankte oder sind im Entstehen.

Man unterscheidet zwischen primären und sekundären Demenzformen. Letztere sind Folgeerscheinungen anderer Krankheiten, z. B. Stoffwechselerkrankungen oder Vitaminmangelzuständen. Dabei sind die Grunderkrankungen z. T. heilbar

---

[16] vgl. Alzheimer Gesellschaft München, www.agm-online.de (Stand 01.10.06).

und eine Besserung der Demenz möglich. Zu den primären Demenzformen zählen die Alzheimer-Krankheit, die vaskuläre Demenz und Mischformen aus den beiden. Vor dem 65. Lebensjahr spricht man von präseniler Demenz, ab dem 65. Lebensjahr von seniler Demenz vom Alzheimer Typ. Anders als bei der DAT lässt sich bei einer vaskulären Demenz ein Krankheitsauslöser finden. Durch viele kleine Infarkte im Gehirn stirbt Gehirngewebe ab. Durchblutungsstörungen im Gehirn sind verantwortlich für die Infarkte und die Schädigung des Gehirns. Vaskuläre Demenz tritt im Gegensatz zur DAT plötzlich und schubweise auf. Es gibt auch Mischformen aus Alzheimer-Demenz und vaskulärer Demenz.

Bei den primären Demenzformen können verschiedene Ursachen, wie Infektionen, Vergiftungen oder andere Erkrankungen zur Schädigung der Hirnstruktur und damit zur Demenz führen: z. B. Hirninfarkte, infektiöse Erkrankungen wie Meningitis oder AIDS, die Creutzfeld-Jakob-Erkrankung oder Vergiftungen durch Metalle wie Blei.

Die Verteilung der verschiedenen Formen der Demenz setzt sich in etwa folgendermaßen zusammen:[18]

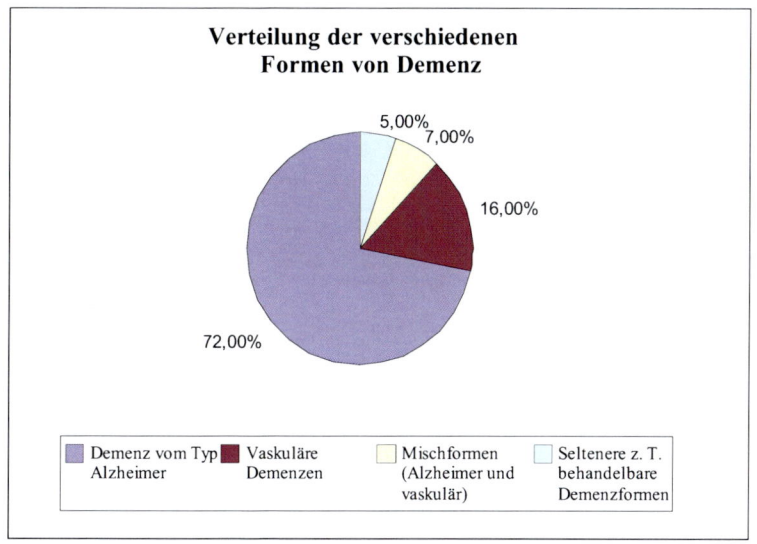

Abbildung 1: Verteilung der verschiedenen Formen von Demenz

---

[18] Diagramm erstellt von der Verfasserin; Zahlenquelle: BFSFJ 2002, S. 165 ff.

Eine ausführlichere Beschreibung der verschiedenen Demenzformen und ihrer Therapiemöglichkeiten würde den Rahmen dieser Arbeit sprengen. Wichtig ist hier zu zeigen, dass mindestens 95 % der Demenzerkrankungen irreversibel sind, also keine Heilungschancen bestehen und es nicht hilft, wenn der Erkrankte „sich zusammenreißt" oder Gedächtnistraining praktiziert.

Der größte Risikofaktor für eine Erkrankung an Demenz ist das Alter. Deshalb nimmt die Prävalenz (Erkrankungshäufigkeit in der Bevölkerung) mit steigendem Alter deutlich zu. Sie liegt in der Altergruppe der 65- bis 69-Jährigen bei 1 %, verdoppelt sich im Abstand von jeweils fünf Jahren und steigt bei über 90-Jährigen auf über 30 % an (vgl. Abb. 2)[19]. Falls das Kontinuum-Modell korrekt ist, würde jeder Mensch irgendwann an Demenz erkranken, wenn er lange genug lebt.

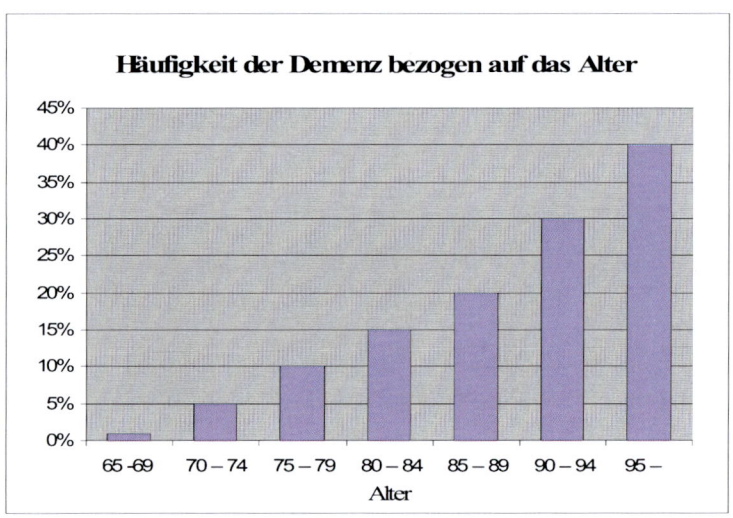

Abbildung 2: Häufigkeit der Demenz bezogen auf das Alter

2.4 Krankheitsverlauf und Symptome

Der natürliche Alterungsprozess und damit einhergehende Vergesslichkeit sind deutlich von einer Demenzerkrankung zu unterscheiden. Medizinisch beschreibt Demenz eine fortschreitende Erkrankung des Gehirns, bei der Gedächtnis, Orientierungsvermögen und Sprache immer schlechter funktionieren. Das „große

---

[19] Diagramm erstellt von der Verfasserin; Quelle Zahlenangaben: BFSFJ 2002, S. 165 ff.

Vergessen" beginnt. Der Erkrankte verliert nach und nach sein Gedächtnis und die Kontrolle über sein Denken und seinen Körper. Die Fähigkeit zu abstrahieren und Dinge oder Personen voneinander zu unterscheiden, geht verloren. Erkennen, Verstehen, Planen und vor allem Erinnern werden zusehens schwerer. Die Entscheidungsfähigkeit schwindet. Demenz ist in der Regel kein vorübergehender Zustand, sondern irreversibel.

Das persönliche Erleben ist für eine Person immer real und völlig unabhängig vom Verständnis der Umwelt. Die demenzkranke Person bildet sich ihre eigene Wahrheit, die mit der Realität zunehmend weniger übereinstimmt. Es ist zwecklos, dem Demenzkranken immer wieder zu erklären, was real und wahr ist, er kann es nicht verstehen. Im fortgeschrittenen Stadium der Demenz entstehen viele Situationen, in denen es nicht mehr hilfreich ist, dem Kranken alles logisch erklären zu wollen, wenn er sich beispielsweise gegen notwendige Maßnahmen der Körperhygiene wehrt.

Ursache für das Nachlassen des Gedächtnisses und das Schwinden der Fähigkeiten sind bei der Demenz vom Alzheimertyp fehlerhafte Stoffwechselvorgänge im Gehirn. Ein Bestandteil der Zellhaut wird an falscher Stelle gespalten. Damit werden Bruchstücke geschaffen, die sich zu einer Nervenzellen schädigenden Eiweißmasse (Amyloid) zusammenlagern. Aus einem Eiweißstoff (Tau) bilden sich innerhalb der Nervenzellen Fasernknäuel, die die Zelle lahm legen. Als Folge des Nervenzellenuntergangs fehlen im Gehirn wichtige Überträgerstoffe, u.a. Acetylcholin, das vor allem für die Aufmerksamkeit und das Gedächtnis wichtig ist. Andere Überträgerstoffe werden hingegen im Übermaß produziert. Zudem kommt es zu einer allgemeinen Verminderung der Anzahl der Neuronen (Nervenzellen) in der Großhirnrinde, eine vermehre Anzahl an Nervenzellen geht zugrunde. Neuronen verkrümmen sich zu sog. Neurofibrillen (Nervenfasern).[20]

Der Krankheitsverlauf der DAT ist schleichend, die der anderen Demenzformen geradlinig. Die Dauer der Erkrankung lässt sich meist nur schwer feststellen, da die Diagnose Demenz meist erst in einem fortgeschrittenen Stadium gestellt wird. Die durchschnittliche Krankheitsdauer liegt zwischen sieben und zehn Jahren. Es gibt aber auch Betroffene, die 15 Jahre lang unter Demenz leiden.

---

[20] vgl. Deutsche-Alzheimer-Gesellschaft 2006, S. 4.

Eine an Demenz erkrankte Person unterliegt zwei Arten von Veränderungen. Zum einen kommt es allmählich zum Versagen des Denkens und Verstehens, den neurologischen Veränderungen. Zum anderen verändern sich die Kontakte mit den Mitmenschen, viele Kontakte gehen ganz verloren, weil der Kranke zu „wunderlich" wird oder die Angehörigen sich für das Verhalten des Demenzkranken schämen. Häufig zeigt der Erkrankte Misstrauen und Aggressivität gegenüber den Angehörigen, was die Beziehungen sehr belasten kann. Depressionen gehören in vielen Fällen zu den Begleiterscheinungen. Der Kranke zieht sich immer mehr zurück.

Die Angehörigen und Pflegenden wissen häufig nicht, wie sie mit dem veränderten Verhalten des Betroffenen umgehen sollen. Sie verhalten sich der vertrauten Person gegenüber anders als sonst. Sie müssen lernen, mit der veränderten Persönlichkeit des Kranken umzugehen. Die neurologischen und sozialen Veränderungen lassen sich nicht voneinander trennen, denn die Krankheit hat Auswirkungen auf die Betroffenen und die Angehörigen. Meist sind die sozialpsychologischen Veränderungen der Grund für eine Untersuchung und die Diagnosestellung Demenz.

2.4.1 Stadien der Alzheimer-Krankheit

Erste Symptome einer *leichten* Demenzerkrankung sind kognitive Störungen wie Erinnerungslücken, Antriebslosigkeit, Rastlosigkeit, Schlafstörungen, Verhaltensveränderungen und leichte Sprachstörungen. Im Anfangsstadium erkennt der Patient[21] hin und wieder selbst, dass mit ihm etwas nicht stimmt. Depression gehört daher in vielen Fällen zum Krankheitsbild der Demenz. Dabei sind zu Beginn meist nur das Kurzzeitgedächtnis und das Lernvermögen beeinträchtigt. Der Patient kann sein tägliches Leben noch selbst bewältigen. Zunächst kaum erkennbar kommt es zu immer stärkeren Ausfällen und Orientierungslosigkeit. Auch das Langzeitgedächtnis wird immer mehr in Mitleidenschaft gezogen. Irgendwann wird der Kranke unfähig, für sich selbst zu sorgen. Dann wird das Stadium von *mittlerer* Demenz erreicht. Die Ausfälle und Beschwerden werden stärker. Der Kranke benötigt Hilfe bei der Bewältigung des täglichen Lebens. Es kommt zu Orientierungsstörungen, beispielsweise verlaufen sich die Kranken in

---

[21] Anmerkung: Der Einfachheit halber wurde in der gesamten Arbeit im Singular die männliche Form verwendet (z. B. der Patient, der Kranke usw.), gemeint ist selbstverständlich jeweils auch die weibliche Form.

der vertrauten Umgebung. Häufig kommen Aggressivität und Unruhe hinzu. In diesem Stadium werden die meisten Diagnosen gestellt. Im Endstadium, der *schweren* Demenz, erkennt der Kranke seine Mitmenschen nicht mehr und es kommt zu einem völligen Kontrollverlust. Auch die Fähigkeit zu kommunizieren geht verloren. Die Krankheit endet dann in völliger Abhängigkeit und Ohnmacht. Der Demente wird im Endstadium der Krankheit zum bettlägerigen Pflegefall und braucht dauerhaft Hilfe und Unterstützung.

Die Angehörigen sind meist ab dem zweiten Stadium bzw. der Diagnosestellung überfordert und in vielen Fällen verzweifeln sie langfristig an der Aufgabe, die Pflege selbst zu übernehmen. Zwar will kaum jemand einen alten Menschen in ein Heim bringen, weil er verwirrt und vergesslich ist, doch alltäglich den Partner oder Elternteil zu beaufsichtigen und zu pflegen übersteigt irgendwann die eigenen Kräfte.

2.4.2 Therapiemöglichkeiten

Auf medizinischem und psychologischem Gebiet wird nach wie vor an Ursachen und Therapieformen der Demenz geforscht. Die Auslöser der Alzheimer-Krankheit sind bisher nicht ausreichend bekannt. Genetische Faktoren scheinen eine untergeordnete Rolle zu spielen. Einfluss von Erkrankungen wie Bluthochdruck oder Diabetes auf die Krankheit werden gegenwärtig erforscht. Eine Heilung der primären Demenzen ist zum gegenwärtigen Forschungsstand nicht möglich. Nur bei den sekundären Demenzen ist durch die Heilung der primären Krankheit eine Besserung oder Erhaltung des Ist-Zustandes möglich. Therapien werden gegenwärtig nur für die frühen Phasen der Demenz und nicht für spätere angeboten, wobei eine Therapie die Verhaltensauffälligkeiten und Symptome der Krankheit bessern und den Krankheitsverlauf verzögern soll. Die derzeitigen Therapiemöglichkeiten erlauben eine Verzögerung der Krankheit um durchschnittlich sechs bis zwölf Monate.[22]

Alzheimer-Patienten werden häufig medikamentös mit Anti-Dementiva (Acetylcholinesterasehemmern) behandelt. Diese Medikamente verhindern eine Zeit lang den schleichenden Abbau des Überträgerstoffes Acetylcholin und halten damit Gedächtnis- und Konzentrationsvermögen länger aufrecht. Auch mit der Krankheit

---

[22] Quelle: BFSFJ 2002, S. 288 ff.

verbundene Symptome wie Angst, Unruhezustände und Schlaflosigkeit bessern sich mit Hilfe der Medikamente. Ziel ist es, den Gesundheitszustand von Alzheimer-Patienten so lange wie möglich zu stabilisieren. Langfristig helfen die bisher entwickelten Medikamente jedoch nicht. Sie verzögern den Verlauf der Krankheit nur für eine gewisse Zeit.

Die gegenwärtige Forschung arbeitet an einer Art Impfung gegen Alzheimer. Durch Verabreichung von Amyloid bildet der Körper Antikörper gegen das schädliche Eiweiß. Diese Möglichkeit wurde bereits weltweit erfolgreich getestet, z. B. an der ETH Zürich durch Nitsch.[23] Allerdings erkrankten etwa 7 % der Teilnehmer an Entzündungen des Gehirns. Der Test wurde abgebrochen und die Entzündungen mit entzündungshemmenden Medikamenten behandelt. Ein Teil der Patienten erlitt bleibende neurologische Schäden aufgrund der Entzündung.[24] Es stellt sich die Frage, ob bei es bei einer Möglichkeit der Therapie gegen Alzheimer ethisch vertretbar ist, eine Impfung nur deshalb vorzuenthalten, weil das Risiko für eine Entzündung des Gehirns mit ca. 7 % relativ hoch ist. Sicherlich wäre es am besten, den Patienten im leichten und mittleren Stadium der Demenz selbst entscheiden zu lassen, ob er bereit ist, ein solches Risiko einzugehen. Die Vorenthaltung der Behandlungsmöglichkeit erscheint hier paternalistisch (vgl. Kapitel 3.3.3).

Außerdem existiert ein großes Angebot an nichtmedikamentösen Therapieformen, wie z. B. Validation, Realitätsorientierungstraining (ROT), Gehirnjogging, Personenzentrierter Ansatz (Kitwood)[25], Verhaltenstherapie und Biografiearbeit. Ziel der meisten Therapieformen ist es, die Orientierung an der Realität so lange wie möglich aufrechtzuerhalten. Ausnahmen bilden die Validation nach Naomi Feil[26] und der personenzentrierte Ansatz nach Kitwood, die den Kranken in seinem Zustand „abholen".

Diese Arbeit soll nicht detailliert auf die medizinischen und psychologischen Fragen und Therapiemöglichkeiten bei Demenz eingehen, sondern nur insofern sie für die Beschäftigung mit den ethischen Fragen in diesem Zusammenhang notwendig sind.

---

[23] vgl. http://www.brainfair-zurich.ch/bfair04/roger_nitsch_potamkin.htm (Stand 16.01.07).
[24] vgl. z. B. http://www.ethlife.ethz.ch/articles/tages/alzheimerimpfung.html (Stand 16.01.07).
[25] zum Personenzentrierten Ansatz s. beispielsweise Kitwood 2005, S. 126 ff.
[26] zur Validation nach Feil s. beispielsweise Feil 2005.

Auffällig ist, dass die meisten Therapien darauf abzielen, unerwünschte Verhaltensweisen zu therapieren, sei es medikamentös oder verhaltenstherapeutisch. Aber ein Demenzkranker kann nicht dressiert werden. Die Anderen müssen lernen, mit dem veränderten Verhalten umzugehen.

3 Diskussionsgrundlagen und Problemstellungen

Um eine Grundlage zur Diskussion eines Ethikkonzeptes für den Umgang mit Demenzkranken zu erarbeiten, sollen in diesem Kapitel zunächst der Personen- und Würdebegriff herausgearbeitet werden, anhand dessen ein Konzept zum würdevollen Umgang mit Demenzkranken aufgestellt werden kann. Außerdem soll auf Probleme eingegangen werden, die im Zusammenhang mit Demenz entstehen.

3.1 Personenbegriff

Der Personenbegriff steht im direkten Zusammenhang mit dem Begriff der Würde. Daher ist es nötig, im Folgenden auf ihn und seine Verbindung mit dem Begriff Würde einzugehen. Der Mensch als Körper ist ein Ding. Diesem Ding können Attribute zugesprochen werden, wie groß, schnell, grauhaarig ... Der Mensch ist sich seines Körpers und seiner Beschaffenheit bewusst. Daher ist es ihm auch möglich, Krankheiten, die zum Tode führen, an sich selbst zu beobachten und sein eigenes Lebensende, z. B. bei den meisten Krebserkrankungen, bewusst als bevorstehend wahrzunehmen. Durch diese Erkenntnis seines Selbst hat der Mensch die Möglichkeit, auf sein Leben und seinen Körper selbst einzuwirken. Demenzkranke sind dazu ab einem gewissen Stadium nicht mehr in der Lage. Die Art, wie ein Mensch sein Leben gestaltet, lässt ein individuelles Bild von ihm entstehen. Dem Wesen eines Menschen können ebenso Attribute zugeschrieben werden, z. B. vernünftig, rational usw. Dies ist, was als Personenstatus gefasst werden kann. Damit ist es möglich, bestimmte Attribute nicht an den Menschen, sondern an die Person zu knüpfen. Durch die Trennung von Mensch- und Personsein wäre es denkbar, nicht dem Menschen, sondern der Person mit der zugesprochenen Vernunftfähigkeit Würde zuzusprechen. Aber handelt sich bei Demenzkranken immer um die gleiche Person, die einem Abbauprozess unterliegt, nicht um zwei verschiedene Personen, wie z. B einer Gesunden und einer Kranken.

Wie verhält es sich mit dem Personenstatus von Demenzkranken? Im Folgenden sollen zwei verschiedene Auffassungen des Personenbegriffs erläutert werden, um herauszuarbeiten, welcher Personenbegriff für Demenzkranke Anwendung finden soll.

3.1.1 Kants Personenbegriff

Für Kant ist das grundlegende Leitprinzip für eine Person die Vernunft. Sie ermöglicht eine objektive Selbstbestimmung. Mit Hilfe der Vernunft kann der Mensch eine Handlung vollziehen und sie als gut oder schlecht beurteilen. Im fortgeschrittenen Stadium an Demenz Erkrankte können sich keine Erkenntnisse über sich selbst, über Körperfunktionen, Krankheiten oder den eigenen Tod mehr machen. Ihre Fähigkeit zur freien Selbstbestimmung ist nicht mehr vorhanden. Sie können keine rationalen Zusammenhänge mehr erschließen, sich nicht mehr zeitlich orientieren. Damit sind sie keine Vernunftwesen mehr im kantischen Sinne, weil sie sich nicht mehr selbst konstituieren können. Spricht ihnen Kant deshalb den Personenstatus ab?

Nach Kants Personenbegriff fallen Demenzkranke nicht mehr unter den Begriff Person, weil sie nicht mehr in der Lage sind, vernünftig zu handeln und sich selbst zu konstituieren. Im Fall von Dementen ist ein Personenbegriff, der auf Vernunft beruht keine Argumentationsgrundlage.

Aber in der *Metaphysik der Sitten* findet sich eine Stelle, nach der jeder geborene Mensch automatisch eine Person ist:

> *Denn da das Erzeugte eine **Person** ist, und es unmöglich ist, sich von der Erzeugung eines mit Freiheit begabten Wesens durch eine physische Operation einen Begriff zu machen: so ist es eine in **praktischer Hinsicht** ganz richtige und auch notwendige Idee, den Akt der Zeugung als einen solchen anzusehen, wodurch wir eine Person ohne ihre Einwilligung auf die Welt gesetzt und eigenmächtig in sie herüber gebracht haben...*[27]

Demnach ist für den Personenstatus die Zugehörigkeit zur menschlichen Gattung und die damit verbundene theoretische Fähigkeit zur Vernunft ausschlaggebend. In jedem Fall gebührt jedem Menschen als Teil der gesamten menschlichen Gattung Würde und Achtung. Dies wird deutlich in der Zweckformel, die sich auf alle Menschen bezieht. Nach ihr darf niemand einen anderen Menschen bloß als Mittel gebrauchen:

> *Allein der Mensch als Person betrachtet, d. i. als Subjekt einer moralisch-praktischen Vernunft, ist über allen Preis erhaben; denn als ein solcher (homo noumenon) ist er nicht bloß als Mittel zu anderer ihren, ja selbst seinen eigenen Zwecken, sondern als Zweck an sich selbst zu schätzen, d. i. er besitzt eine Würde (einen absoluten inneren Wert), wodurch er allen anderen vernünftigen Weltwesen Achtung für ihn abnötigt, sich mit jedem anderen dieser Art messen und auf den Fuß der Gleichheit schätzen kann. Die Menschheit in seiner*

---

[27] Kant MS, 280 ff. (Hervorhebung im Original).

> *Person ist das Objekt der Achtung, die er von jedem anderen Menschen fordern kann; deren er aber auch sich nicht verlustig machen muß.*[28]

Würde gebührt Menschen also auch, wenn sie keinen Personenstatus mehr besitzen. Auf Kants Auffassung von Würde soll später (Kapitel 3.2.3) eingegangen werden.

3.1.2 Bewusstseinstheoretischer Personenbegriff

Im Gegensatz zu Kants vernunftbasiertem Personenbegriff konstituiert sich eine Person im Konzept des bewusstseinstheoretischen Personenbegriffes durch ihre individuellen Erfahrungen. Diese Konzeption steht in der Tradition von Hume und Locke und ist charakteristisch für den gegenwärtigen Utilitarismus, vor allem den Konsequentialismus. Nur der Mensch ist eine Person, der bestimmte, im Laufe der Entwicklung erworbene Eigenschaften hat, wie z. B. das Selbstbewusstsein, Intelligenz oder die Fähigkeit, die eigenen Interessen artikulieren zu können. Die Person ist ein Resultat von Entwicklungsprozessen des Bewusstseins. Personsein wird quasi zu einem Gestaltungsauftrag. Dabei ist der menschliche Körper ein Gegenstand ohne eigenen Wert, der gegenüber dem Bewusstsein abgehoben bleibt und nur als Werkzeug dient. Dem Körper wird nur in seiner Funktion als Vermittler bewussten Handelns ein Wert zugeschrieben. Der Personenbegriff wird in der Bewusstseinstheorie im Laufe der individuellen Biografie erst erworben und kann auch wieder verloren gehen. Die Anerkennung des Personseins im Vollsinn wird Menschen mit Demenz nach diesem Konzept entzogen. Dann stellt sich die Frage, ob der Mensch sinnlos und gleichzeitig wertlos wird, wenn er nicht mehr „Herr seiner Sinne" ist, wenn er sich nicht mehr selbst gestalten kann.

Konzeptionen des Personenstatus, die an den aktuellen Besitz von Bewusstseinsleistungen gebunden sind, schließen in logischer Folge Demenzkranke aus ihrer Konzeption aus. Die Notwendigkeit geistiger Leistungsfähigkeit diskriminiert Demenzkranke. Damit werden sie aus der Gesellschaft ausgeschlossen und haben keinen Anspruch auf den Schutz ihrer Rechte. Denn der Schutz eines Menschen, der den Personenstatus verloren hat, ist nur mittelbar, in abgeleiteter Form, möglich. Voraussetzung für den Schutz eines Menschen ohne Personenstatus ist das Interesse der aktuellen Person. Würde wird dabei relativierbar und abwägbar. Da bei einer Konzeption, die auf Bewusstseinsleistungen basiert, keine normative

---
[28] Kant MS, 435.

Unbedingtheit der Würde vorliegt, ist eine solche Konzeption für die Anwendung auf Demenzkranke unzureichend.

Die reduktionistische Personenkonzeption (z. B. McMahan) geht davon aus, dass es sich bei Mensch und Person um zwei trennbare Begriffe handelt. Rationalität und Selbstbewusstsein gelten als notwendige Voraussetzungen des Personenstatus. Durch die Trennung von Mensch und Person werden Demenzkranke entpersonalisiert. Sie werden dann nur noch als Personen im sozialen Sinn, als Quasi- oder Post-Personen[29] betrachtet. Ihr moralischer Status ist damit nicht mehr gesichert und kann immer weiter eingeschränkt werden. Eine solche Konzeption hat Auswirkungen auf den respektvollen Umgang mit den Dementen und auf Fragen der Betreuung und eventueller Sterbehilfsmaßnahmen.

3.1.3 Personenstatus von Demenzpatienten

Wenn nun durch eine Geisteskrankheit wie Demenz die Fähigkeit zum rationalen Denken verloren geht, passen die „alten Verrückten" nicht mehr in das Konzept einer selbstbestimmten Gesellschaft. An Demenz Erkrankte werden zu Anormalen, die vereinsamen und abgeschoben werden.

Welchen Personenstatus nehmen nun Menschen ein, die an Demenz erkrankt sind und deshalb nicht mehr in der Lage sind, selbstbestimmt zu handeln? Die Jahrtausende alte Frage nach dem „wesenhaft Menschlichen" bleibt im Zusammenhang mit Dementen offen, weil nahezu alle Konzepte darauf basieren, dass der Menschen ein vernunftbegabtes Wesen ist.

Die gegenwärtige Philosophie ist sich nicht einig darüber, welcher Status Personen mit verminderter oder keiner nachweisbaren Verstandesleistung zuzuschreiben ist, sei es im Zusammenhang mit vorgeburtlichem Leben, Kindern, Komapatienten oder in hohem Grade behinderten Menschen.

Foucault sieht Demenz als verdrängte Schatten des neuzeitlichen Personenbegriffs, denn Demenz bedeutet den Verlust von Autonomie bei vollem Bewusstsein:

> *Und mit der Demenz schließt sich der Zyklus des pathologischen Zerfalls, mit der Demenz, in der die negativen Zeichen der Defizite überhandnehmen und der Zerfall so tief reicht, daß keine Instanz mehr übrig bleibt, deren Verbote aufgehoben werden müßten; keine Persönlichkeit, nur mehr ein Lebewesen ist vorhanden.*[30]

---

[29] vgl. McMahan 2002, S. 47 ff.
[30] Foucault 1968, S. 48 ff.

Buchanan und Brock sprechen Demenzkranken den Personenstatus ab. Für sie sind Demente *Nonpersons* (Nichtpersonen) mit beschränkten Rechten.[31] Für Brock zerstört Demenz die personale Identität und den Personenstatus völlig.[32] Er setzt Demenzkranke mit Haustieren wie Hunden gleich. Beide besitzen Bewusstsein oder Bewusstheit über ihr Befinden und ihren Schmerz und sind leidensfähig. Was sowohl Haustiere als auch an Demenz Erkrankte nicht besitzen, ist Selbstbewusststein. Die Fähigkeit, sich selbst als Individuum wahrzunehmen fehlt ihnen und damit verbunden, gedankliche Rückgriffe und Vorgriffe in der Zeit nehmen zu können. Tiere und Demenzkranke sind nach Brocks Ansicht nur in der Lage, in der Gegenwart zu sein. Höher entwickelte Tiere wie Hunde oder Pferde hätten den Dementen sogar Zielorientierung voraus, während die Demenzkranken ziellos umherirren.[33] Allen Buchanan nimmt den Vergleich zwischen Haustieren und Dementen auch vor, er weist aber ausdrücklich darauf hin, dass diese Menschen weiterhin wie Personen zu behandeln sind, da sie auch ohne Selbstbewusstsein in der Lage sind, Schmerz und Freude zu empfinden.[34]

Sicher kann von einem Großteil der Demenzkranken im fortgeschrittenen Stadium gesagt werden, dass sie zum Teil weniger psychische Leistungen zeigen als manche Haustiere. Als Konsequenz einer Gleichstellung von Haustieren und Dementen folgt jedoch, dass für beide liebevolle Verantwortung zu tragen ist, aber auch, dass es im eigenen Ermessen des Halters bzw. Angehörigen liegt, wann das in seiner Verantwortung stehende Lebewesen getötet wird, ob Untersuchungen und Versuche an ihm unternommen werden dürfen und wie das Lebewesen untergebracht wird. Schon beim Absprechen des Personenstatus und dem Vergleich mit Haustieren wird den Demenzkranken ihre Würde genommen. Mit den Kranken könnte bei der Vertretung dieses Konzeptes willkürlich verfahren werden. Natürlich versucht wohl auch jeder Tierhalter, sein Tier liebevoll zu versorgen. Er kümmert sich um sein Tier wenn es krank ist, füttert es regelmäßig usw.

Im Gegensatz zu einem Haustier ist der Demenzkranke (Ehe-)Partner oder Elternteil. Er war nicht immer in einem Zustand, in dem er sich selbst nicht mehr bewusst ist und seine Zukunft nicht mehr planen kann. Das ist ein großer Unterschied zu Haustieren. Auch was das Begreifen von zurückliegenden

---

[31] vgl. Buchanan/Brock 1989, S. 196-99.
[32] vgl. Brock 1993, S. 370 ff.
[33] vgl. ebd., S. 372 ff.
[34] s. Buchanan/Brock 1989, S. 196 ff.

Ereignissen angeht, muss Brock widersprochen werden. Richtig ist, dass Demenzkranke häufig Vergangenheit und Gegenwart nicht mehr auseinander halten können. Söhne werden beispielsweise für den Vater oder den Ehegatten gehalten, längst Verstorbene kommen zu Besuch oder ähnliches. Ob sie gar keine Vorstellung von Vergangenheit und Zukunft haben, kann nicht sicher festgestellt werden. Falls dies der Fall sein sollte, trifft es nur im Endstadium der Krankheit zu.

Hier klingt an, dass dem Menschen aufgrund seiner möglichen Verstandesleistung nicht mehr Würde zukommt als einem Tier. Der Mensch steht nicht über dem Tier, aufgrund seiner möglichen Verstandesleistungen. Auch steht er nicht wie in der biblischen Schöpfungsgeschichte gottgewollt über dem Tier. Diese Erhebungen des Menschen über das Tier sind nicht implementierbar. Trotzdem kommt dem Menschen, auch dem Dementen eine andere Sorge und Behandlung zu, als einem Haustier. Der Mensch steht wie jedes andere Lebewesen unter den Gesetzen der Natur und der gegebenen, endlichen Lebenszeit und damit verbunden den Gesetzen des Alterns und der Krankheit. Dies hat der Mensch mit den Tieren gemeinsam. Die biologische Natur als Voraussetzung des Menschseins in allen ihren Stadien ist wertvoll und würdevoll. Die Unterscheidung von biologischer Identität (dem Körper) und der Person sollte unterlassen werden, da beide untrennbar zusammengehören.

Die Fähigkeiten von Demenzkranken sind nicht konstant, sondern von Tag zu Tag unterschiedlich. Während des fortschreitenden Abbaus der Verstandesleistung finden sich neben Zeiten der Verwirrtheit durchaus lichte Momente und „gute Tage" in denen der Kranke den Angehörigen wieder wie in gesunden Zeiten erscheint und er sich an vieles erinnert, was er vergessen zu haben schien. Es gibt keinen konstanten Zustand, in dem sich ein Demenzkranker befindet, die Tagesform entscheidet über Fähigkeiten und Bedürfnisse. Dies macht es noch schwieriger, ihm den Personenstatus ab einem bestimmten Zeitpunkt abzusprechen. Wann soll dieser Punkt bei Demenzpatienten erreicht sein?

Für einen würdevollen Umgang mit Demenzpatienten muss klar sein, dass am Personsein auch schwer Demenzkranker kein Zweifel bestehen darf. Sie sind trotz ihrer Einschränkungen als menschliche Subjekte zu respektieren.

In dieser Abhandlung wird davon ausgegangen, dass jeder Mensch, unabhängig von Fähigkeiten und Leistungen, eine Person ist. Nur so kann eine Garantie für

Gleichheit und Würde aller Menschen gegeben werden. Alles andere wäre Diskriminierung von ganzen Menschengruppen wie Behinderten, Kindern, Kranken und Altersverwirrten.

3.2 Autonomie und Würde

In unserer Gesellschaft wird spätestens seit der Aufklärung als selbstverständlich vorausgesetzt, dass jeder autonom handeln kann und seine Angelegenheiten selbst und eigenverantwortlich regelt. Autonomie scheint den Menschen erst wesentlich in der Gesellschaft zu konstituieren. Demenz stellt das Bild vom Menschen als selbstbestimmtes Subjekt in Frage. Jemand, der seine Angelegenheiten heute nicht selbst regeln kann, wird aus der Gesellschaft ausgeschlossen. Was ist jedoch, wenn das Selbstbewusstsein nach und nach verschwindet?

Viele von uns haben Angst vor Pflegebedürftigkeit und dem damit verbundenen Verlust der Autonomie. Bemerkenswerterweise bedeutet der französische Ausdruck für Pflegebedürftigkeit *perte d'autonomie* wörtlich übersetzt „Verlust der Selbständigkeit". Autonomie muss immer im gesellschaftlichen Zusammenhang gesehen werden und unterlag in der Geschichte immer wieder einem Wertewandel.

Dem Autonomiekonzept können Demente ab einem gewissen Zeitpunkt nicht mehr entsprechen. Sie stehen damit am Rande der Gesellschaft. Angenommen, man weiß nicht mehr, wo man ist, was man tut und hat keinen Begriff davon, wer man ist. Jede Form von Autonomie geht verloren. Aus unserer Sicht verliert ein Mensch dabei nicht nur seinen Verstand, seine Identität und seine Lebensgeschichte, sondern auch seine Würde. Ob ein Dementer im Endstadium das genauso sieht, ist schwer zu beurteilen. Die Auseinandersetzung mit dem Würdebegriff hilft, Antworten auf den Umgang mit Demenzkranken zu finden: Kann ein Mensch seine Würde verlieren oder steht allen automatisch Würde zu?

> *Die Würde [ist] dem Menschen als Mensch gegeben [...], sie ist der menschlichen Existenz grundlegend zu eigen, sie wird ihm nicht durch andere gegeben. Aber wir haben die Aufgabe, alles zu tun, damit die Würde des Menschen nicht verletzt wird.*[35]

Natürlich werden die Meisten einwenden, dass jedem Menschen in gleicher Weise Würde zusteht. Aber nur mit der allgemeinen Behauptung, dass alle Menschen gleich an Würde sind, kommt man nicht weit, wenn man die Menschen vergleicht

---

[35] Maciejewski 2001, S. 14. Die Ergänzungen in Klammern sind im Originalzitat enthalten.

und feststellt, dass jeder Mensch ein Individuum ist und jede Situation eine individuelle ist. Ob jedem die gleiche Würde zukommt und worauf sich die Gleichheit aller Menschen bezüglich der Würde stützen kann, soll nun untersucht werden.

3.2.1 Gesetzlich geschützter Würdebegriff

Der Würdebegriff spiegelt sich im Artikel 1 Absatz 1 unseres deutschen Grundgesetzes (GG): *„Die Würde des Menschen ist unantastbar. Sie zu achten und zu schützen ist Verpflichtung der staatlichen Gewalt."*[36] Ähnlich angelegt ist Artikel 1 der Allgemeinen Erklärung der Menschenrechte der Vereinen Nationen vom 10.12.1948: *„Alle Menschen sind frei und gleich an Würde und Recht geboren."*[37] Dahinter steht die Auffassung, dass nichts und niemand einem Menschen in irgendeiner Lebensphase die Würde absprechen kann. Aber sie kann verletzt werden. Die Gefahr dazu besteht vor allem in Lebenslagen, wo Menschen von anderen abhängig sind, z. B. bei Kindern, in Krankheit, in hohem Alter und am Lebensende.

Im engen Zusammenhang steht der Würdebegriff mit den Menschenrechten. So folgt im GG Artikel 2 Absatz 2: *„Jeder hat das Recht auf Leben und körperliche Unversehrtheit. Die Freiheit der Person ist unverletzlich. In diese Rechte darf nur auf Grund eines Gesetzes eingegriffen werden."*[38] Jedem Träger von Menschenwürde kommen automatisch Rechte zu. Doch nicht in jeder Lebenslage sind Menschen dazu fähig, diese Rechte einzufordern.

Das geltende Recht gebraucht Menschenwürde formal als normatives Recht für alle Menschen, als Konstitutionsprinzip bzw. regulatives Prinzip, über dessen Einhaltung und Schutz der Staat wacht. Das Leben, die Gesundheit und die Würde des Menschen in jeder Phase seines Lebens sollen durch das geltende Recht geschützt werden. Dabei bedeutet Sicherung der Würde im Wesentlichen die Sicherung der Autonomie des handelnden Subjektes. Das Recht bewertet jedoch nicht die Fragen nach der inhaltlichen Bedeutung, Begründung und Implementierung der Würde. Die rechtlich zugesprochene, konstituierte Würde ist vom Staat zu schützen. Doch neben der normativen Komponente enthält das juristische Modell auch eine kognitive, behauptende Komponente. Danach verfügt jeder

---

[36] s. Grundgesetz für die Bundesrepublik Deutschland 1949, Artikel 1 Absatz 1.
[37] Fundstelle s. http://www.unhchr.ch/udhr/lang/ger.htm (Stand 02.03.07).
[38] Grundgesetz für die Bundesrepublik Deutschland 1949, Artikel 2 Absatz 2.

Mensch über Eigenschaften, aus denen der Anspruch auf würdevolle Behandlung abgeleitet wird. Hier ist eine Leerstelle zu finden, worin die menschliche Würde begründet liegt und ab bzw. bis zu welchem Zeitpunkt sie auf menschliches Leben angewendet wird. Über die vermeintliche Absolutheit des Prinzips der Menschenwürde und deren Unveräußerlichkeit wird im Zusammenhang mit Gentechnik, Sterbehilfe usw. gegenwärtig viel diskutiert. Der Begriff Menschenwürde wird dabei in der Bioethik geradezu inflationär verwendet. Vor allem in der Diskussion zur Gentechnologie verliert das Menschenwürdepostulat immer mehr an klaren Grenzen und damit an Gewicht. Ein absoluter, gesetzlich geschützter Würdebegriff lässt sich nicht mehr aufrechterhalten.[39]

Ursprünglich jedoch geht dieser Würdebegriff zurück auf Immanuel Kant. Daher soll in Kapitel 3.2.3 Kants Konzeption der Menschenwürde rekonstruiert werden. Doch zunächst soll der geschichtlich ältere christlich-theologische Würdebegriff genauer betrachtet werden.

3.2.2 Christlich-theologischer Würdebegriff

Vertreter der christlichen Religionen betonen, dass der Personenstatus nicht an irgendeine Leistung oder einen Zustand gebunden ist. Die Begründung der Menschenwürde erfolgt aus der Gottesebenbildlichkeit. Der Mensch ist ein Geschöpf Gottes. Als sein Stellvertreter ist er ein Ebenbild Gottes und somit sind alle Menschen gleich zu behandeln.

Allen Menschen wird Würde und Wert zugesprochen. Daher kann niemandem aufgrund verminderter Zurechnungsfähigkeit die Menschenwürde abgesprochen werden, denn alle Menschen bilden gemeinsam die göttliche Gemeinde, die Ekklesia. Gott ist der Schöpfende, Handelnde und Erlösende. Der Mensch steht unter seinem Willen. Daher ist Menschenwürde von Gott kommend zu denken und soll an seinem Willen gemessen werden. Gottes Wille ist Richtschnur in der Selbstbestimmung, das bedeutet zugleich ein „Durch-Gott-Bestimmt-Sein". Als etwas von Gott verliehenes kann die Würde eines Menschen nicht durch eine Krankheit wie Alzheimer zerstört werden, denn keine Krankheit kann die Macht haben, einen Teil der Schöpfung Gottes zu vernichten, denn Gottesebenbildlichkeit

---

[39] vgl. hierzu: Böckenförde 2003 und Wetz 1998, S. 88 ff.

ist unzerstörbar. Aus dieser Sicht kann keine Krankheit den Menschen „entmenschen".

> *Einen Verlust dieser Würde des Menschen, als Geschöpf Partner Gottes und so Person zu sein, kann es solange nicht geben, wie der Mensch als irdisch-leibliches Wesen lebt, gleich wie versehrt seine Leiblichkeit ist, und so lange, wie Gottes* **Treue** *zu seinem Geschöpf besteht und Gott als der Herr über das „Nichtige" gedacht wird.*[40]

Positiv zu bemerken ist beim christlich-theologischen Würdebegriff die Gleichheit aller Menschen, egal in welchem momentanen Zustand sie sich befinden. Damit ist die Würde unantastbar. Doch die Schwäche dieses Modells liegt in der Stärke seiner Voraussetzungen. Die Begründung des Würdebegriffs mit christlichen Argumenten wie der Allmacht Gottes kommt nur für gläubige Christen in Frage. Der theologische Ansatz ist nicht automatisch auf rechts- und moralphilosophische Diskussionen übertragbar. Nicht jeder fühlt sich unter dem Willen Gottes stehend und kann die theologischen Argumente nachvollziehen. Bei fehlendem Glauben an Gott oder einem anderen Glauben aber lässt sich eine normative Verbindlichkeit des christlichen Würdebegriffes nicht aufrechterhalten.

3.2.3 Kants Würdebegriff

Kants Würdebegriff basiert auf den Begriffen Freiheit und Autonomie. Vernunft und Moralität zeichnen das Wesen des Menschen aus. Die beiden Begriffe sind die Trennlinie zwischen Mensch und Tier. Kants Philosophie baut zentral auf der Kategorie der Vernunft auf. Aus Vernunft und Moralität leitet er letztlich den Begriff der Würde ab, der zum größten Teil auf der Autonomie des Willens beruht. Würde basiert auf dem Moralvermögen des Menschen und hat einen absoluten, unvergleichlichen Wert. Diesen Wert verdanken wir der Autonomie als moralisches Produkt der Selbstgesetzgebung. Ohne die vernünftige Selbstbestimmung gibt es für Kant keine Würde. Als Konsequenz folgt daraus, dass zur Vernunft unfähige Wesen, wie Demente, keine Würde hätten. Dies ist aber nicht richtig, da die Würde nicht von der Vernunft abhängt, sondern von der Tatsache, dass der Mensch nicht zum Mittel werden darf, sondern Zweck an sich ist. Als Zweck an sich hat jeder Mensch als moralisches Subjekt Würde. Auch Menschen, die nicht zur Autonomie in der Lage sind, haben Würde, wegen der Potentialität ein Moralsubjekt zu sein.

---

[40] Eibach 1981, S. 88 (Hervorhebung im Original).

Mit Autonomie als Selbstgesetzgebung ist bei Kant etwas anderes gemeint als Selbstbestimmung im modernen Sinne wie z. B. bei Beauchamp und Childress, wo die Autonomie auf Fähigkeiten wie Unabhängigkeit, Selbstbewusstsein und Entscheidungsfähigkeit beruht, um das eigene Leben zu gestalten.[41] Selbstgesetzgebung ist bei Kant nicht ein individuell-persönliches Bestimmen des eigenen Schicksals, sondern eine Normierung des eigenen Handelns nach einem moralischen Gesetz, das für alle moralfähigen Lebewesen in gleicher Weise gilt. Der Mensch als prinzipielles Subjekt moralisch-praktischer Vernunft ist autonom in seiner Selbstgesetzgebung. Kant unterscheidet zwischen Würde-Haben und Wert-Haben. Mit Letzterem ist gemeint, einen Wert für etwas zu haben.

> *Im Reich der Zwecke hat alles entweder einen **Preis**, oder eine **Würde**. Was einen Preis hat, an dessen Stelle kann auch etwas anderes als **Äquivalent** gesetzt werden; was dagegen über allen Preis erhaben ist, mithin kein Äquivalent verstattet, das hat eine Würde. Was sich auf die allgemeinen menschlichen Neigungen und Bedürfnisse bezieht, hat einen **Marktpreis** [...] das aber, was die Bedingung ausmacht, unter der allein etwas Zweck an sich sein kann, hat nicht bloß einen relativen Werth, d. i. einen Preis, sondern einen inneren Werth, d. i. **Würde**.[42]*

Zu beachten ist hier das Verbot der Instrumentalisierung des Menschen. Der Mensch als Geschöpf Gottes und vernünftiges Wesen ist sich selbst Zweck und ist von keinem Menschen bloß als Mittel, sondern jederzeit zugleich als Zweck zu gebrauchen. Dies beinhaltet, dass ein Mensch nicht Objekt der Verfügung eines fremden Willens werden darf. Es ist eine Pflicht des Menschen, die Würde der Menschheit in seiner Person zu bewahren. In diesem Selbstzweck liegt der Anspruch auf Menschenwürde für alle. Wenn dem Menschen als Zweck nicht wie einem Mittel ein Preis zugemessen werden darf, dann darf an Demenzkranken keine Kosten-Nutzen-Kalkulation betrieben werden. Auch Forschung an Kranken ist höchst fragwürdig, weil sie selbst keine reflektierte Zustimmung mehr geben können und somit als Forschungsobjekt nur wie ein Mittel benutzt werden würden.

Achtung im Sinne von Würde gebührt aber nicht dem einzelnen Menschen, sondern dem Sittengesetz, denn der eigentliche Gegenstand der Achtung ist das Sittengesetz.

Unklar bleibt bei Kant das Extensionsproblem: Bis zu welchem Zeitpunkt ist der Mensch eine Person bzw. bis zu welchem Zeitpunkt steht ihm Würde zu? Nur vernunftfähigen Menschen spricht er Würde zu, denn Bedingung für Würde ist seines Erachtens die Moralität eines vernunftfähigen Wesens: *„Also ist Sittlichkeit*

---

[41] vgl. Beauchamp / Childress 1979, S. 56 ff.
[42] Kant GMS, 434 ff. (Hervorhebungen im Original).

*und die Menschheit, **so fern sie derselben fähig ist**, dasjenige, was allein Würde hat.*"[43] Demente also nicht?

Kants Vernunftethik mit Anwendung des *kategorischen Imperativs* auf unsere Handlungen scheint für den Umgang mit Demenzkranken nicht ausreichend, weil seine Konzeption Menschen nicht mit einbezieht, die zu vernünftig-sittlichen Entscheidungen nicht fähig sind. Kant ging vom gesunden autonomen Menschen und seinen höchsten geistigen Möglichkeiten aus. Er bedachte nicht die Grenzen des Menschseins. Demenzkranke wären nach seinem Verständnis Wesen ohne Verstand und Vernunft, ähnlich wie Kinder, die er nicht unter den Begriff Vernunftwesen fasste. Diesen Standpunkt vertreten auch heute zeitgenössische Philosophen wie Brock, wenn er Demenzkranke mit Haustieren wie Hunden gleichsetzt.[44] Brock spricht den Kranken den Personenstatus ab, weil sie nicht mehr in der Lage sind, ihre Zukunft autonom zu planen.

Für den Umgang mit dementiell Erkrankten kann jedoch nur eine Ethik Grundlage sein, die gerade das Kranksein und die untere Grenze des Menschseins berücksichtigt und mit einschließt.

3.2.4 Gegenwärtige Auffassungen von Würde

Der Mensch der Neuzeit definiert sich über seine Rationalität. Bei einem rationalistischen Konzept hat Würde nicht mehr mit Gottes Ebenbild oder dem Menschen als Krone der Natur zu tun, sondern mit einem bedürftigen und unvollkommenen Lebewesen. Die Würde scheint heute mehr aus der Bedürftigkeit des Menschen zu kommen, als aus seiner der Vernunft entstammten Eigenverantwortlichkeit. Die Idee der Menschenwürde entspringt heute mehr der Unmenschlichkeit als der Menschlichkeit. Wo Würde in ihrer Negation deutlich wird, in Form von Schmerz, Leid, Verletzung, Unfreiheit, Folterung, Bevormundung und Ungerechtigkeit, entsteht in uns ein Ideal der Menschenwürde.

Viele zeitgenössische Philosophen, z. B. Singer[45], lehnen den Begriff der Menschenwürde als Leerformel ab und betonen die Autonomie der Person mit

---

[43] Kant GMS, 435 (Hervorhebung Verfasserin).
[44] Brock 1993, S. 371 ff.
[45] vgl. Singer 1994, S. 103 ff. Singer meint, dass einem Lebewesen ein umso höherer Rang in der Wertigkeit des Lebens zukommt, umso mehr Bewusstsein es hat. Ein wertvoller Mensch ist demzufolge nur, wer über Selbstbewusstsein verfügt und seine eigene Existenz wahrnimmt.

ihren Möglichkeiten zur freien Gestaltung ihres Denkens und Lebens. Sie berufen sich auf John Locke, der die Würde der Person auf empirisches Bewusstsein gründete. Die Würde wird in der rationalen Konzeption an das empirische Bewusstsein gebunden. Nur geistige Fähigkeiten zählen. Wenn die geistigen Fähigkeiten nachlassen oder verloren gehen kommt es zu Konflikten. Wäre nur ein unabhängiges, selbständiges Leben ein würdevolles Leben, dann würden alle verwirrten Menschen ein würdeloses Leben fristen.

Die Bioethiker Beauchamp und Childress sind der Auffassung, dass es für ethische Fragen der Biomedizin ausreiche, sich auf konsensfähige Prinzipien zu einigen. Sie konstruieren vier ethische Prinzipien: Respekt der Autonomie, Prinzip des Nichtschadens, Prinzip des Wohlwollens und Prinzip der Gerechtigkeit. In moralphilosophischen Grundlagen sehen sie keine Relevanz für die Praxis.[46] Zuzustimmen ist insoweit, dass rein theoretische Grundlagen nicht ausreichen, um anwendungsfähige Normen zu schaffen. Allerdings führen die auferlegten Prinzipien nicht selten untereinander zu Konflikten, da es keine hierarchische Ordnung oder eine Gewichtung zwischen ihnen gibt.

Dörner schlägt einen leiborientierten Würdebegriff vor, verstanden als Schutz des menschlichen Körpers.[47] Der Ansatz ist überzeugend, weil der Körper zur Angriffsfläche werden kann. Angriffe und Eingriffe in den Körper des Menschen berühren immer auch dessen Würde. Die Würde des menschlichen Körpers gilt es zu achten und zu schützen. Wie pflegebedürftige Menschen ihren Körper und dessen Versorgung erleben, hat bedeutenden Einfluss auf das Erleben von Würde. So können z. B. pflegebedürftige Frauen sich beschämt fühlen, wenn männliches Pflegepersonal sie wäscht. Würde ist allerdings nicht alleine auf die Behandlung des Körpers beschränkt, sondern sie ist umfassender.

Für Luhmann ist nach dem systemtheoretischen Verständnis Würde kein Wesensmerkmal, sondern eine gelungene Selbstdarstellung. Sie muss durch bewusste oder unbewusste Darstellungsleistung konstituiert werden.

Ohne Erfolg in der Selbstdarstellung, ohne Würde, kann er [der Mensch] seine Persönlichkeit nicht benutzen. Ist er zu einer ausreichenden Selbstdarstellung nicht in der

---

Menschen, die aufgrund geistigen Abbaus über dieses Bewusstsein nicht verfügen, sind demnach keine wertvollen Personen. Damit gebührt ihnen auch weniger Würde als anderen.
[46] Beauchamp / Childress 1979.
[47] Dörner 2003.

Lage, scheidet er als Kommunikationspartner aus und sein mangelndes Verständnis für Systemanforderungen bringt ihn ins Irrenhaus.[48]

Heute werden die alten Dementen statt ins Irrenhaus ins Pflegeheim gebracht. Bei diesem Verständnis von Würde reicht eine einzige Verhaltensauffälligkeit, eine einzige Entgleisung aus, um den Kranken die Würde abzusprechen. Außerdem sind für Luhmann Freiheit und Würde keine Grundrechte, sondern vorstaatliche Rechtsgüter. Der Staat „… *muß voraussetzen, daß der Mensch genug Verstand und Erfahrung besitzt, um seine Persönlichkeit richtig zu handhaben.*"[49] Über Erfahrung verfügt der Demente, über Verstand nicht mehr. Luhmanns Würdebegriff ist alles andere als unantastbar und deshalb im Hinblick auf Demenzkranke keine Diskussionsgrundlage.

3.2.5 Moralische Konzeption der Menschenwürde

Menschenwürde ist ein moralischer Status und zwar der höchste moralische Status, an dem wir unsere moralische Verantwortung überhaupt wahrnehmen können. Er äußert sich in einer Moralauffassung, in der mehr als ein einziger moralischer Status anerkannt oder zuerkannt wird.

> *Was sind die ethischen Kriterien, mit denen wir Rechtsstrukturen in der Praxis kritisieren können? Menschengemäßheit und Menschenwürde werden als ethische Grundwerte angegeben, die den sozialen Umgang mit den Klienten und auch die Einrichtung des Lebensraumes des Klienten prägen sollen. Was ist aber dem Menschen gemäß? Was entspricht seinem Wesen? Hilft hier der Begriff der Würde, der in unserer Verfassung (Art. 1. GG) und den Menschenrechtserklärungen seit 1949 das höchste Gut ist, das wir in der abendländischen Kultur besitzen? Wenn wir bestimmen wollen, was menschengemäß ist und auch der Würde des Menschen entspricht, gelangen wir an die Frage: Wer ist der Mensch? Was ist den Menschen trotz ihrer willkommenen Verschiedenheit doch noch gemeinsam?*[50]

Menschen sind entweder Moralsubjekte oder Moralobjekte.[51] Moralsubjekte sind Handelnde, im Hinblick auf den Umgang mit Dementen also die Pflegenden; die Demenzkranken als Moralobjekte sind in die moralische Verantwortung passiv mit einbezogen. Die Moralsubjekte müssen ihre moralische Verantwortung aktiv wahrnehmen und versuchen, den Anforderungen nachzukommen. In der Doppelrolle von Moralobjekten und Moralsubjekten ist der Mensch Moralakteur. Der Mensch ist nur phasenweise Moralsubjekt bzw. –akteur. Er wird es erst im Laufe seines Lebens und kann diesen Subjekt-Status wieder verlieren. Aber jeder

---

[48] Luhmann 1965, S. 69, Ergänzung in Klammern von der Verfasserin.
[49] ebd. S. 72.
[50] Schneider 2003. Anmerkung: Wie bereits oben erwähnt ist die Allgemeine Erklärung der Menschenrechte der Vereinten Nationen vom 10.12.1948. Schneider schreibt hier „seit 1949".
[51] vgl. Kettner 2004, S. 308 ff.

Mensch ist Moralobjekt. Der Demenzpatient ist nur noch Moralobjekt, er war ein Moralsubjekt, es spielt aber eigentlich keine Rolle für das Handeln der Pflegenden, ab wann der Demente nicht mehr zugleich Moralobjekt und –subjekt sein kann. Wichtig ist hier der Bezug zueinander: ohne Moralsubjekte gibt es keine Moralobjekte und umgekehrt. Die Anerkennung der moralischen Verantwortung von Seiten der Moralsubjekte ist selbstreflexiv. Nur die Pflegenden sind in der Lage, moralisch Rücksicht zu nehmen, die Kranken nicht. Jene, die als handelnde Subjekte moralischen Status haben, sind in der Lage, moralischen Status und damit verbunden Würde zu geben. Würde wird den Demenzkranken (Moralobjekten) von den Pflegenden (Moralsubjekten) verliehen. Der Demente wird in das Zusammenspiel von Moralsubjekten und –objekten mit einbezogen, weil er als Mensch zu einer Art gehört, die normalerweise Moralakteur ist oder es schon war oder sein wird.

Der Gedanke, es dürfe anderen gleich sein, ob und was für ein Moralobjekt ich für sie bin und wie sich mich folglich behandeln, es käme dabei auf mich selbst als Moralsubjekt gar nicht an, ist unerträglich. [...] Denn mein Grund, den soeben beschriebenen Gedanken für einen Ungedanken halten zu müssen, hängt an meiner Selbstgewissheit, dass moralische Subjektivität Achtung verlangt, also nicht gleich nichts zählen darf, und ich verstehe nicht nur mich selbst als Moralsubjekt, sondern gleich mir unbestimmt viele andere.[52]

Der Rechtfertigungsgrund für den Status Menschenwürde ist die Selbstachtung von normalerweise moralisch entwickelten Menschen, die Moralauffassungen ausbilden. Auch wenn nicht jeder Mensch die Merkmale moralisch vernünftiger Wesen zeigt, gehört er in die Moralauffassung der anderen. Er ist ein menschenwürdiges Wesen durch seine Existenz. Darin liegt der normative Gehalt der Menschenwürde: jeder muss in die moralische Berücksichtigung mit einbezogen werden. Würde ist ein absoluter Maßstab, es gibt keine Relativierungen.

Anerkennung und Achtung der Menschenwürde des Anderen bedeutet Zuschreibung und Achtung des moralischen Status, Nichtanerkennung bedeutet Missachtung der Menschenwürde.

Für Höffe ist die Menschenwürde das höchste Moral- und Rechtsprinzip, an dem es sich zu orientieren gilt.[53] Für ihn muss das Prinzip der Menschenwürde interkulturelle Gültigkeit besitzen und ohne religiöse oder weltanschauliche Vorgaben auskommen. Er geht von einer integrativen Tauschgerechtigkeit zwischen den Generationen aus, der das moralische Gebot zugrunde liegt, das Alter zu

---

[52] Kettner 2004, S. 313.
[53] Höffe 2002, S. 49 ff.

ehren.[54] Mit bedürftig gewordenen älteren Menschen sollte so umgegangen werden, wie man als Kind und Jugendlicher von den Erwachsenen behandelt werden wollte.[55] Die Alten und Schwachen zu schützen ist bei Höffe eine Pflicht, die aus aufgeklärtem Selbstinteresse und basierend auf dem Glauben an die Tauschgerechtigkeit zwischen den Generationen besteht. (Zur Implementierung des Generationenkonzeptes mehr in Kapitel 5.1). Höffes Konzept überzeugt moralisch, doch wie lange ist eine Tauschgerechtigkeit unter dem demographischen Wandel gegeben? Sind nicht schon heute die Zweifel an der Gerechtigkeit und Funktionalität eines Generationenvertrages unüberhörbar (Beispiele: Rentenkassen, Beiträge zu den Krankenkassen)?

Würde hat immer etwas mit Handlungen zu tun. Das zwischenmenschliche Handeln wird durch ethische Werte und Normen und durch Gesetze gesteuert. Für nicht mehr einwilligungsfähige Kranke wird eine Stellvertreterposition ergriffen. Aus dieser Position wird so gehandelt, wie man annimmt, dass der Kranke urteilen würde, wenn er könnte. Erst wenn zwei oder mehr Menschen miteinander in Kontakt treten, kann man feststellen, ob die Würde eines Menschen angegriffen wird. Würde wird immer erst dann registriert, wenn sie verletzt wird. Enge Beziehungen zu Bezugspersonen sind Voraussetzungen für Sicherheit, Vertrauen und Geborgenheit. Mit einer respektvollen Grundhaltung, Geduld und Ruhe wird Vertrauen geschaffen und der Kranke wird würdevoll behandelt. Daher müssen wir unser Verhalten reflektieren, wenn wir uns fürsorglich um Demenzkranke kümmern wollen. Der Kranke muss so angenommen werden, wie er ist. Manche Angehörigen gehen leider bevormundend mit den Kranken um und übernehmen gut gemeint jeden Handgriff, den der Kranke noch selbständig ausführen könnte. Dem Problem Fürsorge einerseits und Bevormundung andererseits ist das Kapitel 3.3.3 gewidmet.

Die Auseinandersetzung mit dem Würdebegriff angewendet auf Demenzkranke zeigt, dass Würde nicht ausschließlich auf einem empirischen Weg entdeckt werden kann. Es bedarf einer ethischen Vorstellung davon, was jenseits der Empirie als Leitgedanke Gültigkeit haben muss. Leitkategorien dieser Arbeit sind Würde und Achtung.

---

[54] ebd. S. 188 ff.
[55] ebd. S. 194

3.2.6 Universalitätsanspruch der Menschenwürde und Menschenrechte

Ein Konzept für einen würdigen Umgang mit Demenzkranken basiert auf einem universalen Würdebegriff. Denn Menschenwürde ist kein Zuschreibungs-, sondern ein Seinsbegriff mit Universalitätsanspruch. Seinswürde ist nicht an irgendwelche Bedingungen geknüpft, sondern kommt dem Menschen kraft seines Menschseins zu. Der Würdebegriff muss alle Menschen in ihrer Ganzheit erfassen, damit jedem Menschen, egal in welchem Zustand, Würde zukommt. Würde ist ein integrierter Teil des Menschen und nicht teilbar oder abwägbar. Sie darf nicht von der Leistungsfähigkeit oder Nützlichkeit eines Menschen abhängen. Sie entzieht sich jeder Beschränkung.

Es spielt keine Rolle, über welche Verstandesfähigkeit der Mensch in bestimmten Lebensstadien verfügt. Egal ob ungeboren, geistig behindert oder im Koma liegend, jedem Menschen ist Menschenwürde zuzusprechen und jeder muss in den Menschenwürdebegriff mit einbezogen werden. Menschenwürde hat man nicht im Sinne von Besitz, sondern Menschenwürde ist Teil des Menschen im ontologischen Sinne. Außerdem ist Würde als Kontinuum zu verstehen, das bleibend jeden Moment des Lebens zugeordnet ist und in keinem Lebensstadium abgesprochen werden kann.

Der Mensch als Träger von Würde ist unabhängig von möglichen Spezifizierungen, die einen als Person auszeichnen oder über andere erheben. Als Träger von Würde muss jeder Mensch nach gleichen Rechten behandelt werden. Dennoch sind Menschenwürde und Menschenrechte nicht dasselbe. Menschenrechte können positiviert werden, es kann ein Katalog an Kriterien aufgestellt werden, welche Rechte jedem Menschen zukommen. Menschenwürde hingegen wird in der Regel immer negativiert. Erst beim Verletzen der Würde eines Menschen wird sie sichtbar gemacht. Wir richten unser Augenmerk auf die Zustände, die wir vermeiden möchten.

Es kann vorkommen, dass ein Akteur A die Würde eines Menschen B genau dann verletzt, wenn A ein Menschenrecht von B verletzt. Aber es kann auch sein, dass A die Menschenwürde von B verletzt, ohne seine Menschenrechte anzugreifen. Menschenwürde und Menschenrechte sind nicht derselbe Inhalt nur in einer anderen Form. Menschenrechte können festgelegt werden. So haben Pflegebedürftige ein Recht darauf, dass ihnen keine Gewalt angetan wird. Ein Verstoß gegen diese Rechte kann rechtlich angeklagt werden.

Menschenwürde findet in der Regel erst dann Beachtung, wenn sie mißachtet wird und ist nicht unbedingt einklagbar. Der Wunsch nach würdigem Sterben sollte Beachtung finden, kann aber nicht rechtlich eingefordert werden. Aber Menschenwürde ist Voraussetzung und Sollgrund der Menschenrechte. Würde stellt die Beziehung zu den Menschenrechten her. Darüber hinaus umfasst sie eine universale Schutzfunktion aller Menschen auf humane Behandlung.

Simone de Beauvoir hat den Universalitätsanspruch alter Menschen auf Würde in zwei Sätzen so treffend formuliert, dass diesem nichts mehr hinzuzufügen ist:

> *Wie müsste eine Gesellschaft beschaffen sein, damit ein Mensch auch im Alter ein Mensch bleiben kann? Die Antwort ist einfach - er muss immer schon als Mensch behandelt worden sein.*[56]

3.3 Ethische Probleme im Zusammenhang mit der Krankheit Demenz

Im Folgenden soll aufgezeigt werden, welche Probleme im Zusammenhang mit Demenz entstehen. Was sollen wir tun bzw. was unterlassen im Umgang mit den Demenzkranken?

3.3.1 Verantwortungsübertragung

Kann ein Mensch seinen Willen nicht mehr selbst vertreten, stellt sich nicht nur die Frage, wer für ihn entscheiden soll, sondern auch, wer in der Lage ist, für ihn entscheiden zu können. Wem soll die Verantwortung für den Demenzpatienten übertragen werden?

Die meisten Demenzkranken werden durch die Angehörigen inoffiziell unmündig. Nach und nach übernehmen die Familienmitglieder immer mehr Aufgaben. Sie kümmern sich um die finanziellen Angelegenheiten, helfen im Haushalt usw. Meist geschieht das im Einvernehmen mit dem Kranken durch die Person, die ihm am nächsten steht. Bei Kindern sind es normalerweise die Eltern, die für ihre Kinder entscheiden. Sollen es bei Altersverwirrten automatisch deren Kinder sein, die für sie entscheiden? Nicht immer scheint dies das Beste zu sein, da die

---
[56] Beauvoir 2000, S. 711.

Nachkommen hin und wieder dazu neigen, vor allem unter dem Kostenaspekt und nicht zu sehr nach dem vermeintlichen Willen des Kranken zu entscheiden. Aber es sollte für Demente auch nicht irgendein gesetzlicher Betreuer bestimmt werden, der nicht ausreichend über den vermutlichen Willen des Kranken informiert ist. Wer ist also neutral und gleichzeitig vertraut genug mit dem Betroffenen, um für ihn entscheiden zu können?

Wenn familiäre Belange der Pflegenden und das Wohl des Patienten zwei entgegengesetzte Interessen verfolgen, ist es unethisch, von den Pflegenden zu verlangen, ihre Interessen zurückzustellen. Stattdessen sollte eine dritte, neutrale Person entscheiden.

3.3.2 Wahrheit und Lüge

Die Frage, wie viel Wahrheit einem Demenzkranken zugemutet werden kann, ist schwer zu beantworten. Wenn die Wahrheit mit Grausamkeit und Leiden verbunden ist und der Kranke selbst nicht mehr der Situation entsprechend handeln kann, darf die Wahrheit dann verschwiegen oder bewusst gelogen werden?

Nehmen wir als fiktives Beispiel eine Demenzkranke, deren Tochter bei einem Autounfall verstorben ist. Die Tochter besuchte ihre Mutter regelmäßig im Pflegeheim. Die verwirrte alte Dame vergaß meist kurz darauf, dass ihre Tochter gerade zu Besuch war. An manchen Tagen fragt sie nach ihr, meist erinnert sie sich jedoch nicht an die Tochter. Es kam auch vor, dass sie die Tochter nicht mehr erkannt hat. Muss diese Frau mit der Todesnachricht gequält werden, wenn nicht klar ist, wie sie die Nachricht verarbeiten wird? Ist hier das Verschweigen nicht besser als grausame Ehrlichkeit?

Verschweigen von Tatsachen oder wohlwollendes Lügen zum Wohle des Kranken scheinen moralisch gerechtfertigter zu sein als vorsätzliches Lügen aus Bequemlichkeit oder aus der Sichtweise heraus, dass der Kranke sowieso nicht mehr mitbekommt, was wahr ist. Lügen wird als moralisch falsch betrachtet, da mit der Täuschung die Autonomie eines Menschen beschnitten wird, weil er zur Entscheidungsfindung nicht über alle Wahlmöglichkeiten verfügt. Wird ein Dementer in einem falschen Glauben gelassen, erfährt er die Wahrheit möglicherweise von anderen und falls er die Wahrheit doch begreift, kann er sich entwürdigt fühlen.

Als weiteres Argument gegen das Lügen spricht die Tatsache, dass Lügen Vertrauen zerstört. Wie Utilitaristen anfügen werden, ist Lügen richtig, solange es nicht aufgedeckt wird. Da das Risiko der Wahrheitsfindung auch bei Demenzkranken besteht, sollte mit Vorsicht vorgegangen werden, auch wenn wohlwollend gelogen wird. Denn besonders in der Beziehung zwischen Pflegebedürftigen und Pflegenden ist Vertrauen von großer Bedeutung, da viele Demenzkranke aufgrund ihrer Krankheit verstärkt ängstlich und misstrauisch sind. Fühlt sich der Kranke am wohlsten mit der Wahrheit bzw. in dem Glauben, dass ihm die Wahrheit erzählt wird?

Kants absolutem Lügenverbot zufolge, verletzt "*…jede vorsätzliche Unwahrheit in Äußerung seiner Gedanken […] die Würde der Menschheit in seiner eigenen Person.*"[57] Er sieht die Wahrheit als strikte Pflicht gegen sich selbst und andere.[58] Doch mit der absoluten Wahrheit kann das Wohl des Patienten verletzt werden. Das Wohl des Patienten zu erhalten ist jedoch eine Pflicht des Arztes und steht somit im Widerspruch zum absoluten Lügenverbot.

Wie auch Schermer ausführt, ist Lügen zwar falsch, aber nicht unter allen Umständen falsch.[59] Als Beispiel führt sie ein Audiotape mit Tonbandaufnahmen von Angehörigen an, das den Kranken über ein Telefon vorgespielt, angenehme Gefühle vermittelt, weil sie denken, dass sie mit den Angehörigen sprechen.[60] Die Kranken antworten auf die bekannte Stimme. Ist eine solche simulierte Anwesenheit zum Wohl des Patienten oder ist es entwürdigend, weil ihm falsche Tatsachen vorgespielt werden?

Streben nach Wahrheit ist eine ethische Pflicht. Dennoch sollte wohl nicht in jedem Fall auf Wahrheit bestanden werden, schon gar nicht, um selbst ein gutes Gewissen zu haben. Ist nicht wohlwollendes Lügen moralisch besser, wenn es zum Wohl des Kranken ist und ihn beruhigt?

3.3.3 Paternalismus

Es ist wohl immer schwierig, anstelle eines anderen Menschen in seinem Sinne fürsorglich zu seinem besten zu entscheiden. Auch die Frage, wer für den

---

[57] Kant MS, 429.
[58] Kant MS, 219-20.
[59] vgl. Schermer 2007, S. 18.
[60] ebd. S. 14.

Dementen entscheiden soll, ist ein Problem. Die Unstimmigkeit zwischen dem selbstbestimmten Willen des Demenzpatienten und seinem Wohl kann rasch zu einem paternalistischen Konflikt führen.[61]

Der Wille eines Menschen ist nicht immer gleichbedeutend mit dem, was das Beste für ihn ist. Tue ich bewusst etwas aus freiem Willen, was mir eigentlich schadet, bin ich selbst dafür verantwortlich. Noch schwieriger wird es, wenn zum Wohle eines anderen entschieden werden soll.

Es gibt einige Dinge und Tätigkeiten, die einem Dementen verboten werden sollten, um ihn und andere zu schützen. Die Diagnose Demenz bzw. Alzheimer zieht häufig große Konsequenzen und Entscheidungen nach sich. Zum einen sind diese Konsequenzen zum Wohl des Erkrankten zu fällen, aber einige Entscheidungen sind auch notwendig, um andere Menschen zu schützen. So sollten Alzheimer-Patienten wegen des erhöhten Unfallrisikos kein Fahrzeug lenken. Es sollte eine Prüfung der Fahrtauglichkeit erfolgen und ggf. muss der Führerschein abgeben werden. Bei Fällen von präseniler Demenz stehen die Betroffenen meist noch im Berufsleben und es muss geprüft werden, ob sie ihren Beruf noch ausüben können.

Bei der Pflege von dementiell Erkrankten sollte versucht werden, Unabhängigkeit und Wahlfreiheit so lange wie möglich aufrechtzuerhalten. Was natürlich klingt, ist für die nahestehenden Angehörigen häufig ein Problem. Die Fürsorge steht dabei im Gegensatz zur Bevormundung. Das Problem einer übertriebenen unsensiblen Fürsorge schildert James Buchanan am Beispiel des an Demenz Erkrankten Murray.[62] Aus der Sicht eines auktorialen Erzählers beschreibt er die Überforderung der Ehefrau, ihren Rückzug aus dem gesellschaftlichen Leben und ihr Gefühl, sich aufzuopfern. Aber er beschreibt auch, wie Murray sich fühlt, als ihm nach der Diagnosestellung alles abgenommen wird, wie ihm nichts mehr zugetraut wird. Murray wird von seiner Frau nur noch zu Hause „gehalten". Noch nicht einmal mit den Nachbarn darf er sich unterhalten. Murray fühlt sich überflüssig. Er erkennt die Auswirkungen seiner Krankheit und seine damit verbundene Abhängigkeit und kann nichts dagegen tun.

> *In his more lucid moments- and they became fewer and fewer – Murray knew that he was a fallen angel, a wounded animal which could not survive except as a scavenger feeding from its host. (...) For Murray, the most excruciating pain was not in what his illness did to him*

---

[61] Anmerkung: Als paternalistisch wird eine Handlung bezeichnet, wenn sie gegen den Willen, aber auf das Wohl eines anderen gerichtet ist. Ein Beispiel hierfür ist das Verbot des Autofahrens für Demenzkranke. Zum Begriff „Paternalism" s. Encyclopedia of Philosophy. Vol. 7, S. 137-140.
[62] Buchanan 1988.

> *but what other people did to him. He was treated as a child, an invalid, and a guest in his own home. (...) In short, he had lost more than his manhood; he had also lost his freedom. Thus, being neither man nor person, (...) much like a dog or a cat which the family merely tolerates only when its behavior is perfect (...) Yes, that was it exactly: having lost his manhood – and then his personhood as well – Murray had become a pet whose charming incompetence got in the way of more serious business.[63]*

Murrays Beispiel beweist, dass die Berücksichtigung des Patientenwillens unbedingt notwendig ist, um die Würde des Kranken zu wahren, auch wenn er viele Dinge nicht mehr selbst tun kann. Eigenständigkeit ist ein Grundstein von Selbstachtung und Lebenszufriedenheit. Deshalb dürfen dem Dementen nicht alle Aufgaben abgenommen werden, auch wenn ihm vieles schwerer fällt als früher. Durch geeignete Hilfestellungen, Orientierungshilfen im Haus, Vereinfachung von Dingen wie Kleidung und Aufteilung der Aufgaben lässt sich das Gefühl der Eigenständigkeit länger erhalten. Erhaltene Fähigkeiten, die häufig ein Leben lang praktiziert wurden, sollten gefördert werden. Frauen sind oft noch lange in der Lage, beim Kochen oder im Garten mitzuhelfen, z. B. das Kartoffelschälen geht dann ganz automatisch und sicher von der Hand und die Demente fühlt sich in frühere Zeiten versetzt, als sie für ihre Familie gekocht hat. Dabei kommt es weniger auf die Tätigkeit an, als auf die Zugehörigkeit und das Gefühl, eine Aufgabe zu haben. Aber es sollte dem Kranken auch nichts abverlangt werden, was bei Nichterfüllung Beschämung in ihm hervorrufen würde.

Das Ziel ist, den Balanceakt zwischen der möglichen Autonomie des Demenzkranken und der Fürsorge des Pflegenden gekonnt zu halten. Die Selbstbestimmung der Betroffenen sollte durch Fürsorge so lange wie möglich aufrechterhalten und gegebenenfalls in unterschiedlichen Lebensbereichen so reduziert werden, dass sie noch weitestgehend selbstbestimmt leben können. Eine ängstliche, bevormundende Haltung kann oft durch Toleranz ersetzt werden. Selbstbestimmung und Fürsorge mit respektvollem Umgang sollten dabei im ausgewogenen Verhältnis stehen. Die Angehörigen müssen lernen, Geduld zu üben und den Kranken so annehmen, wie er ist. Seine Bedürfnisse und Wünsche und seine subjektive Welt müssen berücksichtigt werden.

Als strittiger Diskussionspunkt seien in diesem Zusammenhang freiheitsentziehende Maßnahmen erwähnt. Patienten werden zu ihrem eigenen Schutz wegen Weglaufgefahr in geschlossenen Stationen eingesperrt oder wegen Verletzungs- und Sturzgefahr am Bett festgebunden. Rund 400.000 Menschen sind in Deutsch-

---

[63] ebd., S. 41 ff.

land täglich von diesen Maßnahmen betroffen.[64] In der Regel erfolgen solche Maßnahmen in Pflegeheimen nicht aus Bequemlichkeit, sondern zum Schutz des Patienten und im Einverständnis mit dem Betreuer. „Geschlossene Unterbringung" klingt erschreckend, häufig ist aber zum Schutz der Verwirrten und aufgrund der örtlichen Verhältnisse keine andere Möglichkeit gegeben. In vielen Fällen aber könnte eine demenzgerechte Gestaltung der Räume freiheitsentziehende Maßnahmen überflüssig machen. Demenzkranke leben im hier und jetzt, nur was sie in diesem Moment wahrnehmen, hat Gültigkeit. Die „geschlossene Unterbringung" sollte dem Rechnung tragen und auch dann ein Gefühl der Freiheit im Gebäude vermitteln, wenn das Gebäude eingezäunt ist. Innerhalb des Gebäudes sollten sich die noch mobilen Demenzkranken frei bewegen dürfen. Niemand soll sich eingesperrt fühlen, denn Freiheitsentzug ist eine Verletzung der Menschenwürde.

Bei aller Fürsorge darf der Wille des Kranken nicht unbeachtet bleiben. Selbstbestimmung und Fürsorge sollten im Fall von Demenzpatienten keine Entweder-Oder-Entscheidung darstellen, sondern im gegenseitigen Ermöglichungsverhältnis stehen. Konkret bedeutet dies, die Selbständigkeit in unterschiedlichen Lebensbereichen zu reduzieren und noch soviel Selbstbestimmung zuzulassen, dass der Demente sicher und zufrieden leben kann.

3.3.4 Diagnose und Patientenautonomie

Soll der Demenzkranke seine Diagnose erfahren? Natürlich ist die Feststellung einer Demenzerkrankung für den Betroffenen selbst und auch für seine nahen Angehörigen ein Schock. Mancher mag sich fragen, ob er die Diagnose Demenz überhaupt erfahren wollen würde. Aber nur die genaue ärztliche Diagnose eröffnet geeignete Behandlungsmöglichkeiten. Die Diagnose ist die Erklärung für das merkwürdige Verhalten des Kranken und Ausgangspunkt für die weitere Lebensplanung. Die Diagnose eröffnet die Chance, notwendige Vorkehrungen und Vorausverfügungen, wie eine Patientenverfügung, zu treffen und festzulegen, von wem die Pflege übernommen werden soll.

Schnell wird Ärzten heute eine paternalistische Haltung vorgeworfen. Von ihnen wird eine verständliche Aufklärung des Patienten gefordert und eine übergehende Vorgehensweise kritisiert. Wie soll ein Demenzpatient ausreichend aufgeklärt

---

[64] Fussek 2005, S. 105.

werden, wenn er die Erklärungen nicht mehr verstehen kann? Natürlich sollten bei Dementen auch die Angehörigen ausreichend und stellvertretend aufgeklärt werden, da die Krankheit früher oder später auch sie mit betreffen wird.

Bei fortschreitender Demenz wird die Fähigkeit zur Urteilsbildung und Einschätzung der Situation immer mehr eingeschränkt. Trotzdem ist die Patientenautonomie auch bei Demenzpatienten zu respektieren. Bestimmte Kompetenzen gehen lange Zeit nicht vollständig verloren, sondern mit Unterstützung und Erklärungen der Betreuer kann der Patient sein Selbstbestimmungsrecht noch länger wahren. Die Respektierung von Forderungen des Kranken ist mit seinem Wohl zu vereinbaren. Es darf nicht im bevormundenden Betreuungsstil automatisch über seinen Kopf hinweg entschieden werden.

Wenn der Demenzkranke nicht mehr in der Lage ist, ein Aufklärungsgespräch zu verstehen und seine Patientenautonomie zu wahren, treten die Betreuer an seine Stelle, um seine Interessen zu vertreten. Es sollte aber immer vermieden werden, im Beisein eines Kranken in der dritten Person über ihn zu sprechen und ihn nicht in das Gespräch mit einzubeziehen. Es ist unklar, wie viel der Demente versteht. Häufig wird bei verwirrten Menschen nicht mit ihnen, sondern nur über sie gesprochen.

Jeder Patient hat ein Recht darauf, über seinen Gesundheitszustand Bescheid zu wissen und über die möglichen Behandlungen selbst zu entscheiden, aber auch ein Recht auf Nicht-Wissen von Seiten des Patienten ist gegebenenfalls zu akzeptieren. „Nicht-Wissen" ist nicht zu verwechseln mit vorenthaltenem Wissen oder einer wohlwollenden Lüge gegenüber einem Todkranken. Auch dazu bestehen sicherlich geteilte Meinungen. Gemeint ist hier eine nicht gewünschte Aufklärung von Seiten des Patienten.

Entscheidet sich der Kranke, bzw. seine Angehörigen, dass keine Therapie in Betracht gezogen werden soll und statt dessen der natürliche Fortgang der Krankheit zugelassen werden soll, hat der behandelnde Arzt die Patientenautonomie zu respektieren. Ein solcher Beschluss sollte außerdem in einer Patientenverfügung festgehalten werden.

3.3.5 Gewalt

Gewalt gegen Bewohner von Pflegeheimen stellt ein enormes Problem dar. Auch der *Vierte Altenbericht* spricht von einer „... *latenten Geneigtheit solcher Institutionen zu Grundrechtsgefährdungen* ..."[65]. Der Bericht verweist in diesem Zusammenhang auf die strukturell bedingten Probleme in Pflegeheimen. Gewalt gegen Menschen ist nicht nur körperliche Gewalt wie Schläge, sondern es gibt auch andere Formen von Gewalt. Wenn ein Bewohner genötigt wird, mit einem anderen Menschen in einem Zimmer zu leben, den er nicht mag, ist das eine Form von struktureller Gewalt. Verbale Gewalt wie Beschimpfungen durch Angehörige sind keine Seltenheit. Auch mangelhafte und nachlässige Pflege stellt eine Form von Gewalt dar.

Ruhig gestellt durch Psychopharmaka, hochgezogene Bettgitter und am Bett festgegurtet werden - so sieht der Alptraum vom Alter aus. Die Angst ist nicht ganz unbegründet. Laut einer in München erhobenen Studie erhalten 56 % der Heimbewohner Psychopharmaka, bei rund 41 % wird regelmäßig das Bettgitter hochgezogen. Obwohl die freiheitsentziehenden Maßnahmen eine gerichtliche Genehmigung erfordern, fehlte sie bei über der Hälfte der Fälle.[66] Natürlich ist die richterliche Genehmigung keine Garantie für die Angemessenheit der Maßnahme, aber die hohe Zahl nicht genehmigter Fälle zeigt, wie im Pflegealltag gehandelt wird.

Es besteht dringender Handlungsbedarf, die Auslöser für Gewaltbereitschaft gegen Hilflose zu erkennen und zu beseitigen.

3.3.6 Patientenverfügung und künstliche Ernährung

Selbstbestimmung bis zum Lebensende sollte auch für Demenzpatienten möglich sein. In erster Linie kommt eine Patientenverfügung zum Tragen, wenn es um die Frage der Sterbehilfe bei einem Patienten geht. Der Patient hat bei vollem Bewusstsein und freiem Willen schriftlich fixiert, was mit ihm geschehen soll, wenn er selbst nicht mehr in der Lage ist, dies zu entscheiden. Diese Arbeit geht nicht auf das Thema Sterbehilfe ein, da diese den vorgegebenen Umfang der Arbeit sprengen würde und das Thema nicht der würdevolle Tod, sondern das

---

[65] BFSFJ 2000, S. 346.
[66] Quelle: Fussek 2005, S. 96.

würdevolle Leben mit der Krankheit Demenz ist. Aber auch schon vor dem Eintreten des Sterbeprozesses bei Demenzpatienten kann eine vorliegende Patientenverfügung zu Konflikten in der Entscheidungsfindung führen.

Eine Patientenverfügung dient zur Ermittlung des mutmaßlichen Willens eines Patienten. Vom Nationalen Ethikrat wird empfohlen, die Patientenverfügung regelmäßig zu aktualisieren. Ist nun die absolute Verbindlichkeit einer Patientenverfügung eines Dementen vertretbar, wenn er nicht mehr in der Lage ist, seinen Willen abzuändern? Zwar kann für Demenzkranke auch ein Bevollmächtigter die Patientenverfügung erstellen, der vom Betroffenen rechtzeitig eine Gesundheitsvollmacht erhalten hat. Der Bevollmächtigte kann dann im Zweifelsfall im Sinne des nicht entscheidungsfähigen Kranken entscheiden, aber auch er kann nur vermuten, welchen Wunsch der Demente in der aktuell gegebenen Situation haben könnte.

Die Ansichten eines Menschen können sich je nach Situation verändern. Die Bedingungen, unter denen man sich ein lebenswertes Leben und ein würdevolles Sterben vorstellt, bleiben nicht unbedingt ein Leben lang unverändert. Die Sichtweise dazu kann von Situation zu Situation variieren. Die Erfahrung zeigt, dass auch Schwerkranke an ihrem Leben hängen. In Zuständen, von denen sie zuvor dachten, sie würden so nicht weiterleben wollen, revidieren sie ihre früheren Äußerungen bezüglich eines Wunsches, keine lebensverlängernden Maßnahmen wie Antibiotika, Infusionen oder künstliche Ernährung zu erhalten.

An Demenz Erkrankte vergessen häufig zu essen und zu trinken, verlernen in einem fortgeschrittenen Stadium der Krankheit, das Essen zu kauen, verlieren den Schluckmechanismus oder verweigern die Nahrungsaufnahme aus unbekannten Gründen. Manche deuten dies als eine Willensäußerung des Kranken, nicht mehr leben zu wollen. Nicht jeder dieser Dementen befindet sich bereits im Sterbeprozess, würde aber ohne lebensverlängernde Maßnahmen verhungern oder verdursten. In solchen Fällen müssen Arzt und Angehörige darüber entscheiden, ob dem Kranken künstliche Ernährung über eine PEG-Sonde (PEG = perkutane endoskopische Gastrostomie) zugeführt werden soll. Es stellt sich die Frage, ob das Vergessen oder Verlernen von Nahrungsaufnahme einen Todeswunsch darstellt und wie im Falle einer Patientenverfügung gehandelt werden soll, in der lebensverlängernde Maßnahmen untersagt werden. Unklar ist in solchen Fällen, ob der Patient nicht essen kann oder ob er es nicht will.

Der Sinn von PEG-Sonden bei Demenzkranken wird immer wieder diskutiert.[67] Einige sehen in der Unterlassung der Legung einer Sonde eine Form der Sterbehilfe. Inzwischen lehnen manche Mediziner PEG-Sonden bewusst ab.[68] Wettstein vertritt die These: *"Künstliche Ernährung bei Demenz ist unethisch"*. Er begründet dies damit, dass der Beginn künstlicher Ernährung wahrscheinlich keine Vorteile für Demenzkranke hat, ihr Leiden aber verstärken kann und dass künstliche Ernährung bei Dementen kein Pflegestandard ist. Deshalb liegt der Verdacht nahe, dass Pflegeheime, die künstliche Ernährung anwenden, dies zur Erleichterung der Pflegenden und nicht im Interesse der Patienten tun.[69] Ob eine PEG-Sonde das Leben und gleichzeitig das Leiden eines Menschen verlängert oder ob es im Sinne des Patienten ist, ihn auf diesem Wege zu ernähren, kann wohl nur am konkreten Fall entschieden werden.[70] Niemand sollte unnötig leiden müssen, denn für die meisten Menschen bedeutet würdiges Sterben zur rechten Zeit ohne unnötige Verlängerung des Lebens bzw. des Leidens zu sterben.

Die Nahrungsverweigerung alleine stellt meines Erachtens noch keinen konkreten Todeswunsch des Patienten dar. Durch das Fürsorgeprinzip fühlen wir uns verpflichtet, dem Kranken Nahrung zuzuführen. Natürlich darf eine Magensonde nicht ausschließlich aus Gründen der Pflegeerleichterung erfolgen. Neben der Versorgung durch eine PEG-Sonde sollte dem Patienten weiterhin Essen und Trinken angeboten werden, so dass die Sonde evtl. wieder entfernt werden kann. Es sollte versucht werden, dem Kranken würdevoll und den Bedürfnissen entsprechend Nahrung mit dem Löffel zu verabreichen. Leider wird in der Praxis eine einmal gelegte Sonde normalerweise nicht mehr entfernt.

Lebensverlängernde Maßnahmen sind ein Eingriff in den natürlichen Prozess des Sterbens und sollten unterlassen werden, wenn der Sterbende sich zu einem früheren Zeitpunkt in einer Patientenverfügung dagegen ausgesprochen hat. Doch es kommt vor, dass der in der Patientenverfügung festgestellte Wille von dem gegenwärtigen Willen abweicht. Der Nationale Ethikrat erteilt in seiner Stellungnahme folgenden Vorschlag betreffend des Dilemmas einer vorliegenden Patientenverfügung, die sich gegen lebensverlängernde Maßnahmen ausspricht und der

---

[67] vgl. http://www.nahrungsverweigerung.de/scripts/sub/autor/Stellungnahme0603016.html; Stellungnahme des Nationalen Ethikrates vom Juni 2005:
http://www.ethikrat.org/stellungnahmen/pdf/Stellungnahme_Patientenverfuegung.pdf (Stand jeweils 14.01.07).
[68] vgl. hierzu z. B. Kolb 2003.
[69] vgl. Wettstein 1991, S. 226 ff.
[70] vgl. hierzu Kolb 2004, S. 53 ff.

Tatsache des Lebenswillens des Patienten: „*Der Gesetzgeber sollte [...] mit Blick auf die zunehmenden Fälle von Demenzerkrankungen klarstellen, dass Anzeichen von Lebenswillen eines Entscheidungsunfähigen die Bindungswirkung einer behandlungsablehnenden Patientenverfügung aufheben, es sei denn [...]*"[71] es sind explizit genau für den konkreten Entscheidungsfall die Voraussetzungen in der Patientenverfügung fixiert. In der breiten „Grauzone" der Praxis liegt die Entscheidung dann auch weiterhin bei den Ärzten und Angehörigen, den mutmaßlichen Willen des Patienten zu deuten.

3.3.7 Forschung

Forschung an nichteinwilligungsfähigen Menschen führt zwangsläufig zu ethischen Konflikten. Für medizinische Forschung ist die freiwillige Entscheidung zur Teilnahme erforderlich. Solange es sich um einwilligungsfähige Menschen handelt, entstehen dabei keine Probleme über die Informations- und Aufklärungspflicht hinaus. Die Teilnahme von nichteinwilligungsfähigen Menschen an Studien ist jedoch problematisch, da wir nicht wissen, ob sie zustimmen und vorhandene Risiken eingehen würden. Die Teilnahme Demenzkranker an medizinischen Studien ist nur mit Zustimmung des Betreuers möglich und nur in Fällen, in denen die Forschung dem Patienten potentiell nützt. Viele Wissenschaftler sehen darin eine starke Einschränkung der Forschungsmöglichkeiten. Ihr Ziel ist die Heilung möglichst vieler Kranker.

Auch an den Möglichkeiten der Diagnostik wird geforscht. Frühdiagnose durch Gendiagnostik soll eine möglichst frühe Diagnosestellung ermöglichen. Im Moment wird die Diagnose über verschiedene psychologische Tests und Computertomografie in einer Art Ausschlussverfahren gestellt. Die Gewissheit des Vorliegens einer Demenzerkrankung lässt sich derzeit erst nach dem Tod durch Untersuchung des Gehirns feststellen. Was aber nützt Frühdiagnose durch Gendiagnostik, wenn es noch immer keine Heilungsmöglichkeiten gibt? Wem hilft eine genetische Risiko-Diagnose? Es wird dabei lediglich festgestellt, dass genetisch eine x-%ige Wahrscheinlichkeit besteht, später an Alzheimer zu erkranken und unnötig Beunruhigung ausgelöst, denn bisher kann nichts gegen den Ausbruch der Krankheit unternommen werden. Wie Post bemerkt, besteht die

---

[71] http://www.ethikrat.org/stellungnahmen/pdf/Stellungnahme_Patientenverfuegung.pdf, S. 34, Punkt 12 (Stand 18.01.07).

Gefahr von Diskriminierung, z. B. durch Arbeitgeber, Versicherungen, oder Familienmitglieder, wenn genetische Tests auf eine Prädisposition von Demenzerkrankungen standartmäßig zulässig wären.[72]

Wetzstein kritisiert eine Leerstelle in der Forschung: Es werde nicht daran geforscht, wie Demenzkranke denken und fühlen. Für die Diskussion sei nur der medizinische Diskurs ausschlaggebend.[73] Es ist richtig, dass wir bei Forschung vor allem an medizinische Forschung denken und nicht an Sozialforschung. Über die Lebensqualität von Demenzkranken existieren kaum Untersuchungen. Die Forschung konzentriert sich vor allem auf die kognitiven Veränderungen. Dabei hat Demenz für das Zusammenleben in der Gesellschaft bedeutende Konsequenzen, die es zu erforschen gilt. Forschung sollte nicht auf die Entwicklung neuer Medikamente zur Behandlung der verschiedenen Demenzformen beschränkt bleiben.

---

[72] vgl. Post 1998, S. 230 ff.
[73] vgl. Wetzstein 2005a, S. 118 ff.

4 Die Versorgungssituation von Demenzkranken in Deutschland und Dänemark im Vergleich

An Demenz Erkrankte sind in vielen Bereichen des alltäglichen Lebens auf Hilfe angewiesen. Häufig sind die Betroffenen nicht mehr in der Lage, Hilfe selbst einzufordern. Daher hängt die Versorgung sehr stark von den Menschen ab, die als Bezugsperson zur Seite stehen. Der prozentuale Anteil von Demenzerkranken an der Gesamtbevölkerung ist in Europa in etwa gleich, doch die Versorgung der Kranken fällt zum Teil sehr unterschiedlich aus. Auch bei der Finanzierung der Pflege sind deutliche Unterschiede festzustellen. So markieren Deutschland und Dänemark zwei entgegengesetzte Enden einer Skala. Deutschland finanziert den größten Teil der Sozialleistungen über Versicherungsbeiträge, Dänemark über Steuern. Es stellt sich die Frage, ob bei unterschiedlicher Versorgung auch ein anderer Umgang mit Demenzkranken zu bemerken ist. Im diesem Kapitel soll ein Vergleich zwischen der Situation in Deutschland und Dänemark erfolgen.

4.1 Deutschland

Die Erstversorgung der Demenzkranken in Deutschland erfolgt zunächst in der Regel zu Hause durch ihre Angehörigen. Schätzungsweise 50-80 % der Demenzkranken in Deutschland werden zu Hause gepflegt. Die Familien spielen somit eine bedeutende Rolle bei der Pflege. Unterstützt werden sie häufig durch Pflegedienste. Die medizinische Versorgung übernimmt meist der Hausarzt. Die Diagnose der Krankheit erfolgt entweder beim Hausarzt oder bei Nervenärzten oder in sog. Gedächtnissprechstunden in spezialisierten Krankenhäusern.

Erst bei deutlicher Verschlechterung sind die Angehörigen nicht mehr in der Lage, die Versorgung zu übernehmen und die Kranken werden in stationären Pflegeeinrichtungen untergebracht. Inzwischen leiden über 50 % der Bewohner von Pflegeeinrichtungen bei der Aufnahme an fortgeschrittener Demenz.[74]

Die Versorgung von Kranken ist in Deutschland budgetorientiert und erfolgt über beitragsfinanzierte Sozialleistungen. Ein vorrangiges Ziel ist der Statuserhalt. Im Bedarfsfall sorgt die durch Steuern finanzierte Sozialhilfe für die notwendigen

---

[74] vgl. Schnabel 2005, S. 38 ff.

finanziellen Mittel. Die Pflegedienstleistungen und Leistungsvoraussetzungen sind in Deutschland durch Bundesgesetze geregelt, insbesondere durch das Sozialgesetzbuch (SGB) Teil XI.[75] So äußert sich das SGB XI in § 11 zur menschenwürdigen Pflege:

> *(1) Die Pflegeeinrichtungen pflegen, versorgen und betreuen die Pflegebedürftigen, die ihre Leistungen in Anspruch nehmen, entsprechend dem allgemein anerkannten Stand medizinisch-pflegerischer Erkenntnisse. Inhalt und Organisation der Leistungen haben eine humane und aktivierende Pflege unter Achtung der Menschenwürde zu gewährleisten. (...)[76].*

Das SGB XI versucht Armut aufgrund von Pflegebedürftigkeit zu vermeiden und erbringt Leistungen im geprüften Bedarfsfall. Nicht jedem stehen automatisch Leistungen zu.

In Deutschland gestalten vor allem Körperschaften öffentlichen Rechts in Form von Pflegekassen das Pflegesystem. Wer es sich in Deutschland leisten kann und/oder privat versichert ist, erhält auch eine bessere Pflege als ein sozialversichertes Mitglied. Häusliche Pflege hat nach dem SGB XI Vorrang vor Heimunterbringung.[77] Qualität und Effizienz in der Pflege werden angestrebt. Die Sicherung der Qualität in der Pflege soll durch das Pflegequalitäts-Sicherungsgesetz (PQsG)[78] gewährleistet werden. Kontrolliert wird dies durch den Medizinischen Dienst der Krankenversicherung (MDK). Der MDK ist der sozialmedizinische Beratungs- und Begutachtungsdienst der gesetzlichen Kranken- und Pflegeversicherung. Seine Kontrollen sollen die Sicherung der Qualität von Pflegeleistungen gewährleisten. Leistungsorientierte Kontrollen garantieren aber nicht unbedingt den würdevollen Umgang mit den Pflegebedürftigen. Für die Einhaltung des Heimgesetzes (HeimG)[79] sorgt die Heimaufsicht, die bei den jeweiligen Bezirks- oder Versorgungsämtern angesiedelt ist.

Die stationären Pflegeeinrichtungen in Deutschland richten sich mehr und mehr auf die steigende Zahl der dementen Bewohner ein. Vereinzelt entstehen eigene Abteilungen oder Pflegeheime für Demenzkranke.[80] Auch Wohnprojekte als

---

[75] Sozialgesetzbuch (SGB). Fundstelle: Bundesgesetzblatt Teil I (BGBl I) 1994, Nr. 30, S. 1014 ff.
[76] Sozialgesetzbuch (SGB) XI § 11. Fundstelle: Bundesgesetzblatt Teil I (BGBl I) 1994, Nr. 30, S. 1019.
[77] vgl. ebd. § 3., S. 1017-8
[78] Pflegequalitäts-Sicherungsgesetz (PQsG) vom 09.12.2001. Fundstelle: Bundesgesetzblatt Teil I (BGBl I) Nr. 47, S. 2320 ff.
[79] Heimgesetz (HeimG) vom 05.11.2001. Fundstelle: Bundesgesetzblatt Teil I (BGBl I) 2001, Nr. 57, S. 2970 ff.
[80] Bsp.: Seniorenpflegeheim Franziska-Schervier in Frankfurt. Dort gibt es seit 2005 eine Demenz-Station. s. www.schervier-altenhilfe.de (Stand 12.01.07).

alternative Wohnform für Demente existieren bereits.[81] Leider entspricht hier das Angebot nicht der Nachfrage und so kann nicht jeder in den Genuss einer solch spezialisierten Betreuung kommen. Ist das gerecht?

4.2 Dänemark

In Dänemark sind Pflegedienstleistungen steuerfinanziert. Die Leistungen erfolgen bedarfsorientiert und nicht wie in Deutschland budgetorientiert. Ziel ist es, Gleichheit auf höchstem Niveau zu schaffen. Die Leistungen werden unabhängig von Einkommensverhältnissen und Vermögen gewährt. Der ökonomische Status soll bei Pflegebedürftigkeit unangetastet bleiben. Im Gegensatz dazu führt längere Pflegebedürftigkeit in Deutschland nicht selten zu Aufzehrung des Vermögens und Verarmung.

Der dänische Staat hat 1987 den Bau von Pflegeheimen aus Kostengründen eingestellt.[82] Die Versorgung der Pflegebedürftigen zu Hause hat seitdem höchste Priorität. Alte Menschen sollen zu Hause gepflegt werden und die Selbständigkeit soll möglichst lange erhalten bleiben. Trotzdem spielen die Angehörigen in der Pflege nur eine geringe Rolle. Sie haben meist nur die Rolle eines Logistikers, der bei der Suche nach einem geeigneten Dienst tätig wird. Die Rolle des pflegenden Angehörigen nehmen die Wenigsten wahr. Stattdessen übernimmt ein hochgradig institutionalisiertes System die Pflege. Falls nötig, wird der Pflegebedürftige im Betreuungsverhältnis 1:1 rund um die Uhr versorgt. Bis zu fünf Pflegekräfte suchen täglich den Kranken auf, um ihn zu versorgen.[83] Ist die Unterbringung in einem Pflegeheim unabwendbar, ist jedem dänischen Bürger ein Platz im Pflegeheim garantiert. Die Pflegeplatzgarantie wird durch die Kommunen gewährleistet.

Die dänischen Kommunen fungieren als Dienstleister, die sich um die Versorgung kümmern. Zusätzlich bieten sie den Ratsuchenden praktischen Beistand, Pflegedienstleistungen und Unterstützung an. Viele Kommunen bilden einen Demenzkoordinator aus, der als „Schlüsselperson" die Pflege der Kranken koordiniert. Ein Nachteil ist allerdings, dass sich die Pflegebedürftigen ihren Pflegedienst nicht

---

[81] vgl. hierzu das Beispiel einer Initiative in Berlin: http://www.freunde-alter-menschen.de/ und http://www.alzheimerwgs.de/ (Stand jeweils 17.01.07).
[82] Skuban 2004, S. 179 ff.
[83] Quelle: Gespräche mit der Demenzkoordinatorin Kirsten Gotfredsen in Randers, Dänemark, am 12.12.2006.

selbst aussuchen können. Bei Unzufriedenheit mit dem Pflegedienst bleibt nur der Umzug in eine andere Gemeinde. Hier zeigt sich, dass größere soziale Sicherheit mit einer Einschränkung der Autonomie einhergeht.

Neben der Pflege zu Hause besteht in einigen Gemeinden die Möglichkeit, in einem speziellen Demenzpflegeheim[84] untergebracht zu werden. Es gibt auch spezielle Demenzkliniken.[85] Karitative oder private Krankenhäuser spielen im Gegensatz zu Deutschland nur eine geringe Rolle.

Die gesetzlichen Grundlagen für die Pflege bilden das Sozialfürsorgegesetz[86] (*lov om social bistand*) und das Gesetz über häusliche Krankenpflege (*lov om hjemmesygeplejerskeordninger*). Im Sozialhilfegesetz sind im Gegensatz zum deutschen Sozialgesetzbuch Art und Umfang der Leistungen nicht konkret geregelt, was den Gemeinden Handlungsspielräume lässt. Hinzu kommt das Gesetz über Wohnungen für Ältere und Behinderte (*lov om boliger for ældre og personer med handicap*[87]), das die Grundlage für alten- und behindertengerechte Wohnungen darstellt. Ein solches Gesetz existiert in Deutschland bisher nicht.

Ein formaler Begriff der Pflegebedürftigkeit ist in Dänemark nicht zu finden. Krankheit und Pflegebedürftigkeit sind eins und werden nur im sozialrechtlichen Sinne getrennt, da für die Pflegeleistungen die Gemeinden zuständig sind, für die medizinische Versorgung jedoch die Regionen. Seit der Verwaltungsreform 1973 liegt die Verantwortung für die Finanzierung und Erbringung von Gesundheitsleistungen bei den Regionen und Gemeinden. Der Zentralstaat hat lediglich eine beratende und überwachende Funktion und formuliert allgemeingültige Gesetze und Richtlinien. Die jährlichen nationalen Budgetverhandlungen der drei staatlichen Ebenen (Gemeinden, Regionen, Zentralstaat) sind nicht bindend. Regionen und Kommunen können autonom handeln, was zu unterschiedlicher Versorgung in den verschiedenen Regionen bzw. Gemeinden führt. Ein Vorteil ist jedoch die Bürgernähe.

---

[84] Ein Beispiel dafür ist das Demens Center Amager: http://www2.kk.dk/boligguide/boligguide.nsf/all/8F019CE43C9DD462C1256BDC003D4F6F (Stand 27.12.2006).
[85] Ein Beispiel dafür ist die im Jahre 2000 eröffnete Demenzklinik in Århus.
[86] vgl. § 67:
http://www.social.dk/tvaergaaende_indgange/lovgivning/Forskrifter_i_fuld_tekst/Love/Lov_om_soci al_service.html (engl. Übersetzung: http://eng.social.dk/index.aspx?id=80ec876c-1437-4e9f-b3a6-80a583009422) (Stand jeweils 26.01.07).
[87] vgl. http://www.social.dk/tvaergaaende_indgange/lovgivning/reglerogafgoerelser/allegaeldende/ Stottet%20boligbyggeri/index.aspx?id=4cd156e8-dfb5-4ec9-8d8f-a2cce2240f5f (Stand 26.01.07).

Was so vorbildlich klingt, hat leider auch einen Haken. Immer mehr dänische Bürger klagen darüber, dass die Alten und Pflegebedürftigen zu Hause vereinsamen. Der Mensch ist ein Sozialwesen und erhält in einer gemeinschaftlichen Unterbringung mit anderen Pflegebedürftigen mehr soziale Kontakte.

Zusammenfassend lässt sich feststellen, dass in Dänemark die erbrachten Hilfeleistungen auf der Notwendigkeit und nicht wie in Deutschland auf dem Budget begründen. Ziel ist bestmögliche Versorgung der Pflegebedürftigen und nicht wie in Deutschland die Minimierung der Ausgaben. Vorbildlich und auch in Deutschland notwendig, ist die Organisation und Überwachung der Pflege durch eine Schlüsselperson in der Gemeinde. Dennoch sollten die Kranken, bzw. deren Angehörige, einen gewissen Entscheidungsspielraum in den Entscheidungen betreffend der Versorgung und Unterbringung haben.

5 Implementierung

Welches philosophische Konzept ist geeignet für die Implementierung des würdevollen Umgangs mit Demenzkranken?

5.1 Verehrung der Alten

In vielen Ländern und Kulturen findet und fand sich die Auffassung, die jüngere Generation müsse für die ältere sorgen. Dankbarkeit der älteren Generation gegenüber basiert auf der Zuwendung, die einem als Kind zu Teil wurde. Ein Generationenvertrag auf der Grundlage von Achtung und Verehrung der Alten, wie im antiken Griechenland und noch heute besonders ausgeprägt in Asien existierend, ist keine Basis für Handlungsanweisungen.

Es stellt sich die Frage nach der Kontrolle der Einhaltung dieses Generationenvertrages. Soll der Staat, der sich in diesem Konzept ja gerade nicht in das Familienrecht einmischt, über die Einhaltung wachen? Wer soll für Kinderlose sorgen? Was sind wir unseren Eltern schuldig?[88] Patchwork- und Restfamilien haben keine Zeit für die Alten. Bei der derzeitigen demographischen Entwicklung und in einer mobilen Gesellschaft, wo in den meisten Familien beide Partner voll berufstätig sind und die meisten erwachsenen Kinder aufgrund der Arbeitstelle örtlich mehr oder weniger weit weg von den Eltern leben, ist ein solches Konzept zur Betreuung von Demenzkranken ungeeignet. Zwangsleistungen der Nachkommen für ihre Eltern sind moralisch fragwürdig.

5.2 Christliches Liebesgebot

Der Mensch ist abhängig von der Natur und seinen Mitmenschen, da er ein Geschöpf unter anderen Mitgeschöpfen ist. Er ist als bedürftiges Wesen angewiesen auf gegenseitiges Geben und Nehmen. Da der Mensch als Sünder falsch handeln kann, gibt Gott ihm Richtlinien für das richtige Handeln vor. Eine Grundnorm für den Umgang mit den Mitmenschen ist das Prinzip der Nächstenliebe in Form des christlichen Liebesgebots. Der Gedanke *„liebe deinen Nächsten wie dich*

---

[88] vgl. hierzu: Daniels 1988.

selbst"[89] fordert dazu auf, die Bedürfnisse eines anderen Menschen mit den eigenen Bedürfnissen gleichzustellen. Angewendet auf Kranke könnte das christliche Liebesgebot lauten: „Liebe deine Kranken wie dich selbst." Dem Kranken soll kein Schmerz oder Leid zugefügt werden, das man nicht selbst ertragen wollen würde. Natürlich ist das Handeln abhängig von der konkreten Situation und von keinem wird verlangt, dass er selbstlos so viel gibt, dass es seine Kräfte und Mittel übersteigt und er stets das Wohl des Anderen vor das eigene stellt.

Die Kirche verpflichtet sich aus der christlichen Grundnorm des Liebesgebotes dazu, sich um die Schwachen und Bedürftigen zu kümmern. Sie leistet aus diesem Grunde auch einen großen Beitrag zur Pflege Demenzkranker, sei es finanziell, durch ehrenamtliche Pflege, Seelsorge, Betreuung und Unterstützung der Pflegenden usw.

So überzeugend das christliche Liebesgebot auch erscheinen mag, seine universelle Anwendung ist schwer durchsetzbar. (Nächsten-)Liebe ist ein Gefühl, das nicht befohlen werden kann. Es gibt keinen Richtwert für die Forderung zu lieben. Nicht nur eine wohlwollende Zuwendung zum anderen ist gefragt, sondern die Bejahung und Wertschätzung des Anderen. Für die Einhaltung des Liebesgebotes ist Gott die höchste Instanz. Ohne Glauben an den christlichen Gott besteht kein Grund, sich an die Einhaltung des Gebotes zu halten. Aber der Grundgedanke des christlichen Liebesgebotes, dass ich die Anderen und mich selbst wertschätzen soll, ist nicht zu verwerfen. Das Gebot ist vielmehr auf Eigeninteresse basierend konkreter formuliert in Form der Goldenen Regel zu finden (vgl. Kapitel 5.4).

5.3 Der Kategorische Imperativ

Kants Kategorischer Imperativ scheint zunächst ein geeignetes Konzept für die Behandlung von Demenzpatienten zu sein. In der *Grundlegung zur Metaphysik der Sitten* findet sich der kategorische Imperativ in universaler Form: „*handle nur nach derjenigen Maxime, durch die du zugleich wollen kannst, dass sie ein allgemeines Gesetz werde.*"[90] Der Maßstab für die ethische Bewertung ist die

---

[89] Altes Testament, 3. Moses 19,18.
[90] Kant GMS, 421.

Generalisierung der jeweiligen Handlungsmaxime. Ich behandle den Dementen würdig, weil ich das als Gesetz für alle, eingeschlossen mir selbst, will.

Doch der Kategorische Imperativ stößt bei Würde an seine Grenzen. Im konkreten Fall kann er zu Widersprüchen führen, die sich nicht miteinander vereinbaren lassen. Der Zusammenhang von einem allgemein gültigen Imperativ und der Würde ist nicht automatisch gegeben. Würde ist nicht Inhalt des Imperativs, sondern die Annahme der Würde ist selbst allgemein gültig.

„*... Wohlwollen aus Grundsätzen (nicht aus Instinct) haben einen inneren Werth.*" [91] Das Wohlwollen mit einem anderen Menschen hat also Würde in sich. So kommt die würdevolle Behandlung eines anderen aus der eigenen Würde heraus. Das würdevolle handeln Wollen wird zum Sollen. Dies findet sich in anderer Formulierung in der Goldenen Regel wieder, welche im folgenden Abschnitt behandelt wird.

5.4 Goldene Regel

Die Goldene Regel ist ein nahezu globales Prinzip für alle Menschen in allen Kulturen und zu allen Zeiten. In verschiedenen Kulturen und Religionen ist sie immer wieder in ähnlichem Wortlaut zu finden.[92] Jesus Christus, Konfuzius und Rabbi Hillel bedienten sich ihr, um ihre Lehren zusammenzufassen. Als eine ethische Grundnorm findet sie Akzeptanz auf rationaler und emotionaler Ebene. Die heutige Formulierung lautet: „Behandle andere nur so, wie du in der gleichen Situation selbst behandelt werden willst." Es benötigt keine wachende Instanz, sondern das Eigeninteresse des Handelnden dient als Überwachungsinstrument.

Die Goldene Regel beinhaltet zwei Handlungsanweisungen. 1. Ich handle jemand anderem gegenüber in einer bestimmten Weise. 2. Ich will, dass in der gleichen Situation an mir so gehandelt wird.

Im Hinblick auf Demenz stellt sich die Frage: Wie will ich im Falle von schwerer Krankheit und Pflegebedürftigkeit selbst behandelt werden, wenn ich selbst nicht mehr bestimmen kann? Sich aufgrund eigener Erfahrungen in die Lage von

---

[91] Kant GMS, 435.
[92] Beispiele aus dem Neuen Testament: Matth. 7,12: „*Alles nun, was ihr wollt, dass euch die Leute tun sollen, das tut ihr ihnen auch. Das ist das Gesetz und die Propheten.*"
Lukas 6,31: „*Und wie ihr wollt, dass euch die Leute tun sollen, also tut ihnen gleich auch ihr.*"

Demenzkranken zu versetzen, ist schwer. Doch wohl jeder verspürt den Wunsch nach würdevoller Behandlung.

Mit der Goldenen Regel ist eine konkrete Leitlinie für das moralisch richtige Handeln gegeben. Es lässt sich im Hinblick auf Demenzkranke in Anlehnung an die Goldene Regel folgender Schluss formulieren:

„Was Du als Demenzkranker nicht wollen würdest, das füge auch keinem anderen zu, der an Demenz leidet." Oder positiv formuliert im Hinblick auf würdevolle Behandlung:

„Handle so, dass in deinen Handlungen die Menschenwürde aller Menschen (einschließlich dir selbst) anerkannt wird!"

Hier soll versucht werden, diese Regel herzuleiten. Es lässt sich folgender Satz aufstellen:

Voraussetzung:

Alle Menschen haben Anspruch auf Anerkennung ihrer Menschenwürde.

Annahmen:

Angenommen, eine Person A beabsichtigt etwas (X) zu tun aufgrund eines moralisch guten Ziels (Z), in unserem Fall Wahrung und Anerkennung der Würde eines Demenzkranken (Person B), das von A freiwillig gewählt wird.

Wir setzen voraus, dass das Ziel (Z) an sich gut ist und auch für eine andere Person B (den Demenzkranken) gut ist.

> Die Person A muss die notwendigen Bedingungen haben, um das Ziel Würde erreichen zu können. Das heißt es müssen die Bedingungen für die würdevolle Behandlung des Demenzpatienten gegeben sein, z. B. ausreichend Zeit, Einfühlungsvermögen, Geduld, Verständnis, barrierefreie Wohnung usw. Diese Bedingungen zu erfüllen kann im Alltag ein großes Problem darstellen, deshalb muss an den Bedingungen für die Pflegenden gearbeitet werden!

Angenommen, die Person A besitzt als Subjekt gesehen Würde. Würde ist ein Prädikat der Person A und moralisch gut. Würde ist auch ein Prädikat der Person B.

Angenommen, die Person A hat als moralisch Handelnder mit einem guten Ziel (Z) Anspruch auf Anerkennung seiner Menschenwürde, denn alle Handelnden haben Anspruch auf Anerkennung ihrer Menschenwürde.

Wir gehen davon aus, dass mit einer moralisch guten Handlung von A die Menschenwürde von A und B anerkannt wird. Da alle Menschen Anspruch auf Würde haben, muss in der Handlung von A das Ziel (Z) enthalten sein, die Würde von B wie von allen anderen Menschen anzuerkennen.

Schluss: Daraus folgt: Handle so, dass in deinen Handlungen die Menschenwürde aller Menschen (einschließlich Dir selbst) anerkannt wird.

Ein Gesellschaftsvertrag, der auf das Prinzip der Goldenen Regel aufbaut, scheint daher für einen allgemeinen Konsens geeignet. Ein solcher Gesellschaftsvertrag beantwortet Fragen zum ökonomischen Hintergrund (Wer soll die Pflege bezahlen? Soll bei Demenzkranken aus finanziellen Gründen Sterbehilfe zulässig sein?) und gibt Handlungsaufträge zu ethischen Fragen (z. B. Fragen nach Unterbringung, Behandlung, Selbstbestimmung, Verantwortungsübertragung, Lebensgestaltung der Kranken). Ein solches Konzept, basierend auf den Prinzipien der Goldenen Regel, soll im Folgenden erläutert werden.

6 Gesellschaftsvertrag und damit verbundene Anweisungen

Davon ausgehend, dass wir andere behandeln, wie wir selbst behandelt werden wollen, müssen wir an den Rahmenbedingungen arbeiten. Notwendig für die menschenwürdige Behandlung der Kranken ist Aufklärung und das Erstellen eines Gesellschaftsvertrags, mit Hilfe dessen die Gesellschaft besser mit dem Thema Demenz umgehen kann und die Notwendigkeit der würdevollen Behandlung der Kranken erkannt und garantiert wird.

6.1 Gesellschaftliche Herausforderungen

Die Versorgung Demenzkranker und die Unterstützung der Pflegenden weist Defizite auf. Demenz muss in den Fokus der gesellschaftlichen Aufmerksamkeit gestellt werden. Das Problem Demenz darf nicht nur hinter den verschlossenen Türen von Pflegeheimen und betroffenen Familien diskutiert werden. Stattdessen muss eine Verbesserung der Versorgungssituation angestrebt werden.

Wegen der steigenden Zahl der Demenzkranken wird das Thema Demenz zukünftig einen deutlich höheren Stellenwert in der politischen Diskussion einnehmen. Um den Bedürfnissen Demenzkranker gerecht zu werden, ist es notwendig, gewisse Rahmenbedingungen zu schaffen. Es gilt, eine altersgerechte Gesellschaft zu schaffen, in der Pflegebedürftigkeit nicht als Bedrohung der Würde wahrgenommen wird. Anfänge dazu finden sich in der Hospizbewegung.

Klie stellt im Zusammenhang mit Demenz fünf überzeugende Punkte auf, die Herausforderungen für die Gesellschaft darstellen:[93]

> 1. <u>Wissen über Demenz in der Gesellschaft verbreiten.</u>
>
> Das Wissen über Demenz gilt es bei den Ärzten und ausgebildeten Pflegekräften, aber auch bei den Familien und Bürgern zu verbreiten.

---

[93] Die fünf Punkte sind entnommen aus: Nationaler Ethikrat 2005, Teil 2 S. 2 ff. Die zusammenfassende Erläuterung zu den Punkten stammt von der Verfasserin.

2. Einstellungen und Haltung gegenüber den Dementen korrigieren.

Viele Horrorszenarien aus Pflegeheimen dominieren den Diskurs um Demenz. Viele denken, wenn ich so enden sollte, möchte ich nicht mehr leben. Einstellungen und Haltungen müssen korrigiert werden, indem ein breiterer Einblick in das Leben von Dementen zugelassen wird.

3. Diskurse in der Wissenschaft überdenken.

Es müssen die maßgeblichen Akzente in der Wissenschaft gesetzt werden, denn die zukünftige Gesellschaft wird andere Aufgaben zu übernehmen haben und muss ihren Gestaltungsauftrag wahrnehmen.

4. Neue Leitbilder formulieren.

Es gilt, neue Leitbilder in der Politik, der Wissenschaft und der Gesellschaft zu schaffen. Dazu gehört, das Leben mit Demenz als ein Leben zu verstehen, das auch lebenswert ist und eine geteilte Verantwortung. Auch bei den Pflegenden sollte nicht das Bild vorherrschen, dass Pflegen völlige Selbstaufgabe mit sich bringt.

5. Handlungsaufträge für die verschiedenen Sektoren der Gesellschaft.

Für die verschiedenen Sektoren der Gesellschaft, wie Wirtschaft, Politik, Medizin, sind entsprechende Handlungsaufträge zu erstellen, die sich am Bedarf orientieren.

Klies Konzept überzeugt insofern, dass Demenz als gesellschaftliche Aufgabe und nicht nur als medizinisches Problem gesehen werden muss und dass wir konkrete Handlungsanweisungen brauchen. Leider liefert er zur Erstellung der Leitbilder keine konkreten Vorschläge. Sollen sie gesetzlich festgeschrieben werden, um ihre Einhaltung zu garantieren?

Wetzstein vertritt den Standpunkt, dass das gegenwärtige Demenzkonzept in der Gesellschaft ein spezifisches Konzept ist, das seinen Ursprung in der Medizin hat und nicht ausreichend als gesellschaftliches Phänomen betrachtet wird.[94] Sie spricht von einem medizinisch dominierten Diskurs. Die Debatte eines medizinischen Problems im gesellschaftlichen Diskurs erscheint ihr als Lösungsansatz unzureichend. Sie schlägt ein Konzept „… *vor auf der Grundlage einer*

---
[94] vgl. Wetzstein 2005, S. 28 ff.

theologischen Anthropologie..."[95] Sie fordert Demenz als Beziehungsgeschehen zu betrachten und aus dieser Perspektive eine integrative Demenz-Ethik abzuleiten.[96] Wetzstein kann nicht in allen Punkten zugestimmt werden. In der öffentlichen Diskussion gewinnt das Thema Demenz immer mehr an Aufmerksamkeit, vor allem die Demenz vom Alzheimertyp. Auch der Ansatz, Demenz aus dem medizinischen Diskurs herauszulösen, ist fragwürdig. Vielmehr soll ja gerade für diesen Bereich der Medizin ein allgemeingültiges Konzept gefunden werden.

6.2 Ökonomie, Politik und Gesetzgebung

Der Deutsche an sich überlässt außer Steuern gern alles dem Staat. Meine Vision, dass jene, die mehr als alles haben – man gönnt sich ja sonst alles -, zum Beispiel für ein, zwei, drei Jahre die Finanzierung einer Pflegestation oder das Jahresgehalt einer Krankenschwester übernehmen könnten, mag irre sein. Aber es geht um Irre. Ist nicht die Vorstellung, sie bis zum Tod einfach vor sich hindämmern zu lassen, geplagt von einer immer höheren Lebenserwartung, missgünstig betrachtet von der nächsten Generation, viel irrer?[97]

Es ist eine Aufgabe des Staates, die Gesundheitsversorgung zu sichern. Demenzkranke sind inzwischen das Hauptklientel der Altenpflege. Die Politik hat mit der Gesetzgebung des Gesundheitswesens in der Hand, wie Kranke behandelt werden. Die Kranken können aufgrund ihrer Erkrankung ihr Recht nicht mehr selbst einfordern. Jahrzehnte lang haben sie durch ihre Arbeit ihren Anteil am Generationenvertrag geleistet. Dem sollte durch Solidarität Rechnung getragen werden, damit die Dementen nicht zu Verlierern bei der Verteilung werden.

Das Dilemma ist vielfältig. Nicht mehr zeitgemäße Strukturen unseres Gesundheitswesens tragen ebenso dazu bei wie die finanzielle Misere der Krankenkassen. Die knappen Kassen zwingen zu Rationierungen. Es kann durchaus vorkommen, dass der Patient keine Antidementiva erhält, weil sie das Budget des betreuenden Hausarztes übersteigen, als Begründung dafür jedoch eine umstrittene Wirksamkeit der Antidementiva angeführt wird. Auch eine angemessene Höherstufung der Pflegestufe wird vermutlich häufig aus Kostengründen abgelehnt.

Der staatliche Wohnungsbau kommt seiner Aufgabe, demenzgerechte Wohnungen und Pflegeheime zu bauen und Richtlinien für diesen Bereich zu schaffen, nur sehr schleppend nach. Dabei ist der Bedarf bereits jetzt unübersehbar.

---

[95] ebd. S. 27.
[96] ebd. S. 33 ff.
[97] Jürgs 2006, S. 346.

Am Beispiel des staatlichen Wohnungsbaus zeigt sich, dass nicht abstrakte ethische Handlungsanweisungen helfen, die Demenzkranken zu berücksichtigen und deren Würde zu wahren. Nach Homann müssen zur Änderung des Gesellschaftsvertrages verschiedene Einzelbestimmungen empirischer und normativer Art in den verschiedenen Bereichen (Politik, Medizin, Recht ...) festgelegt werden, die zusammen ein Konzept ergeben, das als Regulativ für die ethische Reflexion dient.[98] Diese Einzelbestimmungen können von den jeweiligen Experten erarbeitet werden, die selbst das größte Wissen und den größten Erfahrungsschatz auf ihrem Gebiet gesammelt haben. So könnte das Prinzip der Menschenwürde in allen Bereichen berücksichtigt werden, ohne dass von außen konkrete Handlungsanweisungen erfolgen, die nicht überzeugen, weil sie den jeweiligen Bereichen nur aufgezwungen werden und so unter Umständen keine Akzeptanz oder Anwendung finden. Von der Philosophie können regulative Ideen und Werte kommen, die die verschiedenen Einzelbestimmungen zusammenhalten.

In diesem Sinne dienen regulative Ideen als Heuristik für die Reflexion, sie lenken die Such-, Forschungs- und Lernprozesse in eine bestimmte Richtung und unter einen bestimmten Fokus und bewahren auf diese Weise davor, zusammenhanglos und zufällig mit der Stange im Nebel herumstochern. Man braucht wenigstens eine intuitive Vorstellung davon, was man sucht.[99]

Im Folgenden sollen deshalb die Bereiche Finanzen, demenzgerechtes Wohnen und Pflege auf notwendige Einzelbestimmungen hin betrachtet werden.

6.2.1 Finanzielle Aspekte

Wenn aufgrund der demografischen Entwicklung immer mehr Pflegebedürftige aufgrund einer Demenzerkrankung Pflegedienstleistungen in Anspruch nehmen werden, stellt sich die Frage: Wer soll das bezahlen? Wie viel lassen wir uns die Pflege von Demenzpatienten kosten? Besteht ein Konsens darüber, welchen Anteil der Gesundheitsressourcen wir dafür aufwenden sollen?

Durch Betreuung und Zuwendung kann bei Dementen ein relatives Wohlbefinden geschaffen werden. Wollen wir uns das leisten? Die Sorge um das Wohlergehen der Schwächsten ist nicht unbegrenzt möglich, wenn nicht andere wesentliche Aufgaben vernachlässigt werden sollen, die für die Lebensqualität aller Menschen nötig sind. Wo sollen die Grenzen gezogen werden?

---

[98] vgl. Homann 1996, S. 38.
[99] ebd. S. 38.

Der Utilitarist gibt darauf sicherlich zur Antwort, dass man sich Alten und Kranken gegenüber neutral zu verhalten hat, da das Wohl aller berücksichtigt werden muss. Keiner sollte aufgrund seines Alters oder Zustandes bevorzugt behandelt werden. Die gerechte Umverteilung zum Wohle aller soll Vorrang vor dem Wohl des Individuums haben. Dies erscheint gerecht und einleuchtend, kann aber zu einer Diskriminierung der Schwächeren führen. Demente sind aufgrund ihrer Krankheit in vielen Dingen benachteiligt und sollten deshalb bei der Verteilung auch dementsprechend berücksichtigt und „entschädigt" werden.

Der finanzielle Aspekt kann einen großen Einfluss auf das Leben von Demenzkranken haben, da die medizinische Versorgung und die Pflegeleistungen davon beeinflusst werden können. Neben der Demenz leiden die vorwiegend alten Menschen häufig zusätzlich an weiteren Krankheiten wie Schwerhörigkeit. Sie benötigen zusätzliche finanzielle Mittel für Seh- und/oder Hörhilfen und/oder Zahnersatz. Viele der Erkrankten leiden an einer verdeckten Armut. Aufgrund der höheren Lebenserwartung von Frauen betrifft dies vor allem die weiblichen Hochbetagten. Ein Viertel der Witwen hat weniger als 50 % des deutschen Durchschnitteinkommens zur Verfügung.[100]

Obwohl die Demenzkranken bereits zur Zeit der Einführung der Pflegeversicherung in den 1990er Jahren die Mehrheit der Pflegebedürftigen darstellten, wurden sie zunächst aus der Pflegeversicherung ausgeschlossen. Für die Kosten der Demenzkrankheit waren ausschließlich die Krankenkassen zuständig. Seit der Gesundheitsreform 1993 können Demenzkranke Unterstützung für ihre Pflegebedürftigkeit auch bei der Pflegeversicherung geltend machen.

Die Finanzierung der Versorgung der Demenzkranken durch die Pflegeversicherung ist schwierig, da allein die Pflegestufe des zu Betreuenden ausschlaggebend ist. Diese wird anhand von aktiven Pflegeminuten errechnet. Die notwendige Beaufsichtigung Dementer wird dabei nicht berücksichtigt. Viele alltägliche Dinge wie Anziehen oder Waschen können die Kranken jedoch noch selbst bewältigen, wenn sie dazu angeleitet werden. Solche Leistungen sind nicht im Kriterienkatalog der Pflegeversicherung zu finden. Deshalb sind Demente überwiegend in die niedrigste Pflegestufe (Stufe 1) eingestuft. Seit Juli 2002 können Angehörige für häusliche Pflege Demenzkranker Leistungen durch das Pflegeleistungs-Ergän-

---

[100] Quelle: BFSFJ 2002, S. 84 ff.

zungsgesetz (PflEG)[101] erhalten, stationäre Einrichtungen bleiben jedoch nach wie vor unberücksichtigt.[102] Notwendig ist daher, den tatsächlichen Versorgungsbedarf der dementiell Pflegebedürftigen zu erfassen, um Berechnungsgrundlagen zu erhalten und die zukünftige Versorgung danach auszurichten.

Ein paar Worte zum bürgerlichen Engagement. Einige leisten aus Überzeugung ehrenamtlich Hilfe bei der Betreuung von Demenzkranken. Ganz zu schweigen von den Angehörigen, die keine Entlohnung für die Betreuung ihrer Angehörigen erhalten. Wichtig ist, dass dies freiwillig geschieht. Es kann von niemanden verlangt werden, Leistungen kostenlos zu erbringen. Wir können nicht dazu übergehen, Menschen zu einer solchen Leistung zu verpflichten. Die Pflegenden müssen für ihre Anstrengungen und Verantwortung entlohnt werden. Denkbar wäre ein Modell, bei dem jeder Bürger dazu verpflichtet wird, mindestens 5 Jahre für einen anderen Menschen zu sorgen, sei es nun für Kinder oder für Alte. Doch wenn Menschen verpflichtet werden, Leistungen kostenlos zu erbringen, wird die Hemmschwelle für unwürdiges oder gewalttätiges Behandeln der Demenzkranken wegen Frustration und Ärger niedriger sein.

6.2.2 Demenzgerechtes Wohnen und Leben

Wie soll demenzgerechtes Wohnen und Leben aussehen?

Wichtig ist in erster Linie, eine zufriedenstellende Lebensqualität zu erreichen. Eine sorgfältige Beobachtung von Verhalten und Gefühlsäußerungen bei den Demenzkranken erlaubt Rückschlüsse auf deren Lebensqualität. Die Lebensqualität hängt nicht allein von der geistigen Leistungsfähigkeit ab. Soziale Kontakte, Aktivitäten, Zuwendung und Aufmerksamkeit sind ebenfalls Bestandteile des Wohlergehens, das zu einer guten Lebensqualität führt.

Ein Pflegeheim muss eine menschenwürdige Unterbringung der Pflegebedürftigen bieten. Es darf nicht einer Abschiebestation gleichen. Die Bewohner sollen sich wohl und geborgen fühlen in ihrem Zuhause. Sie sollen Erinnerungsstücke und eigene Möbel ins Heim mitbringen können, auch wenn sie sich vielleicht nicht daran erinnern, dass es sich um ihre Sachen handelt.

---

[101] Pflegeleistungs-Ergänzungsgesetz (PflEG) vom 14.12.2001. Fundstelle: Bundesgesetzblatt Teil I (BGBl I) Nr. 70, S. 3728 ff.
[102] vgl. Schnabel 2005, S. 39.

Wichtig ist dabei auch die architektonische Gestaltung des Heimes, damit die Patienten sich orientieren können und sich wohl fühlen. Barrierefreie Bauten alleine reichen nicht aus. Eine schöne Idee ist das Anlegen von Gerontogärten, die speziell auf die Bedürfnisse von Dementen angelegt werden.[103] Aber auch technisch einwandfreie Pflegeversorgung und Hotelleistungen reichen nicht aus, um dem Anspruch auf Würde Rechung zu tragen, sondern stellen lediglich eine „Pseudopflege" dar. Die Versorgung muss immer auch die soziale Beziehungskomponente beinhalten. Es soll die Forderung nach einem Konzept erhoben werden, in dem Beziehungen im Mittelpunkt stehen.

Unsere jetzige Sozialpolitik erzeugt durch Regulierung Starrheit und verneint zugleich Freiheit und Autonomie aller Beteiligten. Die gegenwärtigen gesetzlichen Anforderungen an Pflegeheime tragen den Bedürfnissen von Demenzkranken nicht ausreichend Rechung. Erfahrungen zeigen, dass Demenzkranke z. B. kein Einzelzimmer benötigen, sondern Gesellschaft und Begegnung. Die Pflegeeinrichtungen müssen demenzgerechter werden. Statt Regulierung sollte in der Gesetzgebung mehr auf die Bedürfnisse von alten Menschen eingegangen werden. Es gibt keine einheitliche Meinung darüber, ob Demenzkranke separiert oder integriert, mit nicht dementiell Erkrankten, untergebracht werden sollen.[104] Eigens auf die Bedürfnisse von Demenzkranken konzipierte Häuser erfüllen wohl am meisten deren Bedürfnisse, lassen aber das Bild entstehen, die Kranken werden in speziellen Abteilungen „weggesperrt", um andere nicht zu stören.

Bislang wird es in Deutschland nicht ausreichend für notwendig erachtet, mehr in Richtung der Alten zu denken. In Großbritannien findet sich in der Nähe von Pflegeheimen folgendes Straßenschild, das als positive Beachtung der Bedürfnisse von alten Menschen zu werten ist[105]:

---

[103] vgl. z. B. den Gerontogarten im Pflegeheim Magdalenum in Elsendorf, gestaltet von der Landschaftsarchitektin Isabelle Woysch:
http://www.magdalenum-seniorenpflegeheime.de/fh_gerontogarten.php (Stand 09.02.07).
[104] vgl. Held 2006, S. 95 ff.
[105] Quelle: http://www.highwaycode.gov.uk/sign106.htm (Stand 11.02.07).

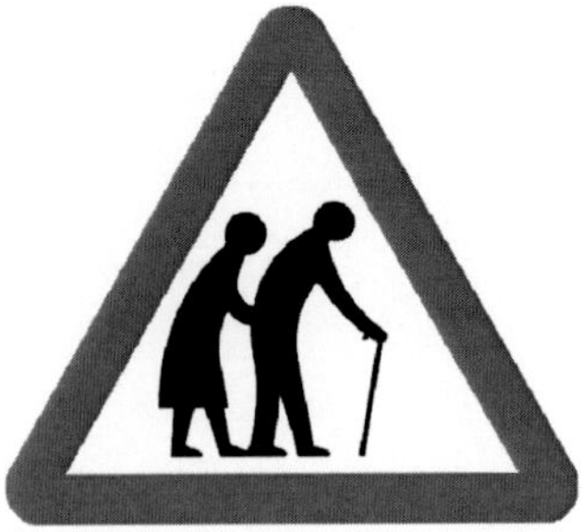

Abbildung 3: Straßenschild GB

Exotische Angebote kommen mit der heutigen Globalisierung auf uns zu. So kann beispielsweise ein demenzgerechter Urlaub oder Langzeitaufenthalt in Thailand gebucht werden.[106]

Es ist an der Zeit, dass Demente in Pflegeheimen ein neues Zuhause finden können, das ihnen eine neue Perspektive für den letzten Lebensabschnitt bietet.

6.2.3 Pflege

In Zukunft kann es nicht mehr die starre Alternative Heimunterbringung oder häusliche Pflege geben. Ein flexibler Pflegemix ist notwendig, um den Kranken und den Pflegenden gerecht zu werden. Dazu müssen professionelle und familiäre Pflege Hand in Hand gehen und durch ehrenamtliches Engagement unterstützt werden. Bedürfnisorientierte Pflege ist gefragt. Ansätze dazu finden sich bereits in Tagesbetreuungen und Wohngemeinschaften für Demente.[107]

Ziele sind mehr Lebensqualität und die Erhaltung der Würde für die Kranken, aber dies darf nicht auf Kosten der Pflegenden geschehen.

Die Pflegekräfte identifizieren sich mit ihrer Arbeit. Sie wollen das Gefühl haben, das bestmögliche für die Kranken zu tun. Dafür müssen ihnen aber geeignete Rahmenbedingungen zur Verfügung stehen. Es muss in die Qualifizierung von Ärzten und Pflegepersonal investiert werden. Diese Personen sollten nicht einen Großteil ihrer Arbeit für Bürokratie und Rechtfertigung aufbringen müssen. Flexibilität ist gefragt für eine individuelle Pflege der Dementen und dafür müssen Handlungsspielräume bestehen, zeitlich und finanziell. Der Kranke darf nicht zum

---

[106] s. http://www.alzheimerthailand.com (Stand 18.01.07).
[107] vgl. hierzu das Beispiel einer Initiative in Berlin: http://www.freunde-alter-menschen.de/ und http://www.alzheimerwgs.de/ (Stand jeweils 17.01.07).

Objekt degradiert werden, an dem nur die abrechenbaren Leistungen ausgeführt werden.

Die medizinische Betreuung ist gezwungen, sich an objektiv messbaren Parametern zu orientieren. Dabei werden die persönlichen Bedürfnisse des Patienten vernachlässigt. Hier soll keine generelle Kritik an der täglichen Arbeit des Pflegepersonals erfolgen, sondern verdeutlicht werden, dass das Problem an der Pflegepolitik liegt. Die zur Verfügung gestellten Mittel reichen nicht aus, um eine zufriedenstellende Pflege für alle zu gewährleisten.

Viele entwürdigende Situationen in Pflegeheimen entstehen durch Zeitmangel und die Kriterien der Pflegestufe. Beispielsweise werden Kranke gezwungen, Windeln zu tragen, da der Toilettengang zu zeitaufwendig ist. Die Fähigkeit zum Toilettengang ist außerdem ein ausschlaggebendes Kriterium für die Einstufung in eine höhere Pflegestufe. Um eine Rückstufung in eine niedrigere Pflegestufe zu vermeiden, wird zum Teil auch bei Nichtnotwendigkeit verlangt, Windeln zu tragen.

Die Arbeitgeber sollten die Mitarbeiterzufriedenheit stärken, da zufriedene Mitarbeiter motivierter bei der Arbeit sind und die Gewaltbereitschaft niedriger ist.

Eine Spezialisierung auf die Betreuung Demenzkranker ist notwendig. Es sollte eine Fortbildungspflicht für Hausärzte eingeführt werden, da die meisten Demenzpatienten von Allgemeinmedizinern betreut werden und eine ausreichende Kenntnis der behandelnden Ärzte notwendig ist. Außerdem sind auf dem Gebiet der Geriatrie und Gerontologie mehr Experten notwendig. Dies sollte bei der Ausbildung von Pflegekräften und im Medizinstudium berücksichtigt werden.

Eine große Last liegt bei den Pflegenden. Sie müssen mit den Wesensveränderungen des Kranken zurechtkommen und zugleich 24 Stunden am Tag und 365 Tage im Jahr für ihn da sein.[108] Dies geht oft bis zur körperlichen und seelischen Erschöpfung, solange, bis der Pflegende schließlich selbst Hilfe bracht. Die Angehörigen fühlen sich mit ihren Problemen allein gelassen.

Seit April 2002 gilt als Ergänzung zu Leistungen der Pflegeversicherung das Pflegeleistungs-Ergänzungsgesetz (PflEG)[109]. Ob und wie viel die Pflegeversicherung zahlt, hängt vom Grad der Pflegebedürftigkeit ab und wird von Gutachtern des

---

[108] vgl. hierzu Fallbeispiele in: Mace 1986.
[109] Pflegeleistungs-Ergänzungsgesetz (PflEG) vom 14.12.2001. Fundstelle: Bundesgesetzblatt Teil I (BGBl I) 2001, Nr. 70, S. 3728 ff.

Medizinischen Dienstes der Krankenkassen festgestellt. Zu Hause lebende Pflegebedürftige „mit erheblichem allgemeinen Betreuungsbedarf" - hierzu zählen explizit Demenzkranke - haben hierdurch Anspruch auf weitere 460 Euro je Kalenderjahr. Mit diesem zusätzlichen Betrag können bestimmte Angebote zur Entlastung der Angehörigen genutzt werden.

Es gibt inzwischen zahlreiche Angebote für Pflegende. Kostenlos Rat und Hilfe kann z. B. bei den Alzheimer-Gesellschaften, bei Selbsthilfe- und Gesprächsgruppen eingeholt werden.

Auch die Pflege betreffend existieren entlastende Angebote. Ambulante Pflegedienste unterstützen die tägliche Pflege zu Hause, Betreuungsgruppen und Tagespflegeeinrichtungen betreuen die Kranken stunden- oder tageweise. Es gibt spezielle Angebote für Urlaub mit Demenzkranken. Kurzzeitpflege für einige Wochen in Pflegeheimen erlaubt den Pflegenden eine Auszeit zu nehmen.

Leider wissen viele Angehörige nicht, welche Möglichkeiten existieren. Es sollten spezielle Angehörigenschulungen angeboten werden, um den richtigen Umgang mit den Kranken zu vermitteln und über Pflegeangebote zu informieren. Damit könnte die Unsicherheit und Belastung der Angehörigen verringert werden und die Kranken würden nicht erst dann in die Hände von professionellen Pflegekräften gegeben werden, wenn die eigenen Kräfte erschöpft sind.

Wünschenswert ist eine Zusammenarbeit und damit verbunden eine geteilte Verantwortung zwischen professioneller Pflege und Angehörigen.

6.3 Ethisches Konzept

Die Einzelwissenschaften, wie die Medizin, müssen ausgrenzen, wofür sie nicht zuständig sind. Dabei besteht die Gefahr, dass die verschiedenen Einzelwissenschaften aneinander vorbei arbeiten. Die Philosophie kann versuchen, ein fächerübergreifendes ethisches Konzept für die Einzelwissenschaften zu erstellen. Würde und Achtung sind die Leitkategorien dieses Konzeptes.

6.3.1 Basis Achtung

In einem Konzept für einen würdevollen Umgang mit den Demenzkranken sind Würde und Achtung die Basis. Der Kranke wird so angenommen wie er ist. Ein Eingehen auf die Bedürfnisse und Wünsche des Patienten ist notwendig. Dabei wird seine subjektive Weltsicht wahrgenommen und anerkannt. Man sollte den Demenzkranken aus Respekt und Rücksicht einfach „sein lassen". Unnötige Zurechtweisungen oder Kritik sollten unterbleiben. Auch ständiges Korrigieren führt zu nichts und ist für beide Seiten nur anstrengend.

„Die Schwachen und Kranken zu schützen ist die Würde der Gesunden."[110] Achtung und Würde hängen immer mit Beziehungen zwischen Menschen zusammen. Würde konstituiert sich in Beziehungen und Situationen. Sie wird uns durch unsere Umwelt verliehen und erwächst aus Würdigung in sozialen Kontakten. Die Würde der Dementen liegt in der Achtung der Würde durch die Pflegenden, wenn der Demenzkranke in seinem Dasein angenommen und verstanden wird. Achtung kann in diesem Zusammenhang verschiedene Bedeutungen haben:

1. <u>Achtung im Sinne von Wertschätzung</u>

Wertschätzung gebührt einem Menschen aufgrund einer bestimmten Fähigkeit oder Leistung und kann bis zur Bewunderung reichen. Jemanden wird als guter Koch geschätzt, wenn er gut kochen kann, ein anderer als guter Klavierspieler, weil er gut Klavier spielen kann. Achtung im Sinne von Wertschätzung beruht auf Fähigkeiten, wegen denen wir diese Person einer anderen Person vorziehen. So schätzen wir unsere Freunde, weil wir bestimmte Eigenschaften an ihnen schätzen. Wir wollen ihr Wohl und nehmen Rücksicht in Zeiten, in denen es ihnen nicht gut geht. In diesem Zusammenhang erhalten Menschen eine Form von Achtung und Wertschätzung. Es klingt einleuchtend, anstelle des ungreifbaren Begriffs Würde Wertschätzung zusetzen. Doch würden wir einen Fremden in der gleichen Situation genauso behandeln?

Achtung basierend auf Wertschätzung ist abhängig von den Fähigkeiten eines Menschen und unserer Beziehung zu ihm. Sie ist daher nicht allgemeingültig. Zeigt sich Wert in Bewunderung, dann wäre derjenige wertvoller, der mehr Anlass

---

[110] Diese Inschrift findet sich auf einer Gedenktafel des Landeskrankenhauses Oldenburg zur Erinnerung an die Opfer der Ermordung von chronisch psychisch Kranken im Nationalsozialismus.

zur Bewunderung gibt. Demente verlieren nach und nach ihre Fähigkeiten. Sie sind irgendwann nicht mehr in der Lage, Beziehungen aktiv zu pflegen. Damit könnten sie jeden Anspruch auf Wertschätzung verlieren. Moralische Achtung kann über Wertschätzung nicht erzielt werden, denn sie muss für alle Menschen gleich gelten und darf nicht auf Leistung beruhen.

2. Achtung im Sinne von Respekt

Der Begriff Achtung wird auch für jemanden verwendet, der mächtiger ist als man selbst oder der einen höheren Status inne hat und damit verbunden ein Recht auf eine bestimmte Behandlung hat. Auch eine Leistung kann unseren Respekt und unsere Achtung verdienen. Die Achtung im Sinne von Respekt kann einer Person auch wieder entzogen werden, wenn er das, was ihm den Respekt verleiht, verletzt oder verliert. Achtung im Sinne von Respekt hat mit moralischer Achtung zu tun. Wir erkennen den moralischen Wert in den Handlungen des Anderen an.

Einem Menschen, der viele Jahrzehnte Lebenserfahrung besitzt und seine Aufgaben verrichtet hat, gebührt Respekt. Wir sollten ihm nicht unseren Respekt entziehen, wenn seine Verstandesleistung nachlässt. Leider kann Achtung im Sinne von Respekt nicht eingefordert werden. Für Demente muss daher ein anderer Sinn von Achtung gefunden werden.

3. Achtung im Sinne von Beachtung und Anerkennung

Jemanden zu beachten, beinhaltet, dass seine Bedürfnisse und Wünsche gesehen werden und seine Autonomie anerkannt wird. Das ist z. B. die Anerkennung der Menschenrechte. Ich übergehe oder hintergehe den Anderen nicht, wenn er unwissend oder unfähig ist. Die Achtung des Anderen ist auch Teil meiner Selbstachtung. Der Demente benötigt unsere Aufmerksamkeit. Seine Krankheit muss in unserem Umgang mit ihm berücksichtigt werden. Es ist wichtig zu wissen, wer gepflegt wird, um zu wissen, wie mit ihm würdig umgegangen werden soll. Der Kranke muss als Individuum und nicht als Objekt gesehen werden. Dazu ist die Auseinandersetzung mit seinen Bedürfnissen und seiner Lebensgeschichte notwendig. Es muss auf den Kranken eingegangen werden, um ihn und sein Verhalten zu verstehen. Der Wille des Dementen und seine Bedürftigkeit müssen Berücksichtigung finden. Ist dies der Fall, gibt es kein „richtig" oder „falsch" im moralischen Sinne. Anerkennung des Zustandes und der noch vorhandenen Fähigkeiten des Kranken ist der Sinn von Achtung, der Anwendung finden soll.

Dazu gehört auch, im Beisein des Patienten nicht nur über ihn wie von einem Objekt zu sprechen, sondern ihn in das Gespräch mit einzubeziehen. Empathie heißt das Schlüsselwort, um auf die Kranken eingehen zu können.

Nötig sind ethisch-moralische Leitbilder zur praktischen Bewältigung der ethischen Herausforderung im Umgang mit den Demenzkranken. Ziel ist, den Zustand der Kranken, der über viele Jahre andauern kann, so angenehm wie möglich zu gestalten. Die Diskussion darf nicht nur in Pflegeheimen oder auf juristischer Ebene geführt werden, sie muss auch außerhalb, in der Gesellschaft, erfolgen. Durch pflegerische und palliative Maßnahmen kann hier viel erreicht werden.

6.3.2 Zustand des Nichtwissens aufheben

Die meisten Menschen befinden sich in einem Zustand des Nichtwissens, was die Krankheit Demenz betrifft. Das Thema Demenzerkrankungen muss Einzug in alle Bereiche der Gesellschaft finden. Notwendig zur Erweiterung des Wissens sind Aufklärung und der Zusammenschluss der jeweiligen Gruppen, also der Medizin und des professionellen Pflegepersonal, der Angehörigen, der Kranken usw.

Ob uns eine Krankheit wie Demenz trifft, ist Zufall. Die Möglichkeit einer Erkrankung an Demenz muss durch entsprechende Kontraktstrukturen und Gerechtigkeitskriterien ausgeglichen werden. Hierbei kann an dem Punkt angesetzt werden, dass jeder um seine eigene Entwicklung und Zukunft besorgt ist und aus Eigeninteresse würdevoll mit den Anderen umgeht.

Wissen wird durch Beobachtung, Forschung und Aufklärung erworben. Die Europäische Kommission hat im 5. Rahmenprogramm ein viel versprechendes Projekt mit dem Titel „*Quality of Life. The Dignity and Older Europeans Project*" gefördert.[111] Von der Projektgruppe wurde ein Faltblatt erarbeitet, welche Verhaltensweisen einen Menschen würdigen und welche ihm die Würde nehmen. Als würdelos aufgeführt sind z. B. den Anderen als Objekt behandeln, Gewaltanwendung, die Intimsphäre nicht respektieren usw. Die Würde wahrend sind höfliche, respektvolle Verhaltensweisen.

---

[111] Näheres zum Projekt „*Quality of Life. The Dignity and Older Europeans Project*":
http://www.cardiff.ac.uk/dentistry/medicine/geriatric_medicine/international_research/dignity/
(Stand 04.03.07).

Notwendig sind moralische Grundprinzipien für den Umgang mit den Demenzkranken als Basis für eine universelle Achtung. Dazu gehören die Vermeidung von Verletzungen körperlicher, psychischer und seelischer Art, ebenso wie Aufrichtigkeit, Gerechtigkeit und Annahme der Verantwortung. Die Bereitschaft des Einzelnen reicht hier nicht aus.

Der Schutz von hilfsbedürftigen Personen, wie Dementen, muss im Verfassungsrecht festgesetzt werden. Zudem muss das rechtliche Bewusstsein in dieser Hinsicht gestärkt werden. Heute hat sich z. B. das Bewusstsein im Fall des Verbotes von Gewalt gegen Kinder soweit in der Gesellschaft durchgesetzt, dass kaum jemand wegschaut, wenn ein Erwachsener ein Kind schlägt. So muss auch das Bewusstsein der Gesellschaft gestärkt werden, wenn es um würdelose Behandlung und Gewalt gegen Demenzkranke geht.

6.3.3 Negatives Konzept von Würde

Wie bereits oben erwähnt, wird ein Ideal von Würde meist nur dann herangezogen, wenn die Würde eines Menschen verletzt wird. Werden Menschen danach gefragt, wie sie sich ein würdevolles Altwerden vorstellen, erhält man viele verschiedene Antworten, wie man nicht behandelt werden will. Aber hinter allen Antworten lässt sich ein Ideal eines Würdebegriffes erkennen, das eine Grundidee der Würde beinhaltet.

Daher erscheint es am sinnvollsten, ein negativ definiertes Konzept von Würde anzuwenden. Dabei ist von den Zuständen auszugehen, die vermieden werden sollen: jede Form von Herabsetzung und Wertminderung des Kranken, wenn er unsere Erwartungen nicht erfüllt. Die Kranken sollten nicht vollkommen isoliert irgendwo untergebracht werden. Ihre Bedürfnisse und Wünsche müssen berücksichtigt werden. Die Intimsphäre darf nicht verletzt werden.

Wenn Pflegebedürftige auf die Pflegenden angewiesen sind, kann meist nur ein außenstehender Dritter feststellen, ob die Würde des Kranken verletzt wird. Er sollte handeln und auf die Missstände hinweisen.

Es gibt keine Standardantwort auf die Frage nach Würde im Zusammenhang mit Demenzkranken. Im Grunde lassen sich immer nur individuelle Antworten auf die Frage nach Würde geben. Um aber eine ethische Handlungsgrundlage zu haben, sei nochmals auf die Anwendung der Goldenen Regel hingewiesen: „Was Du als

Demenzkranker nicht wollen würdest, das füge auch keinem anderen zu, der an Demenz leidet." (vgl. Kapitel 5.4). Eine würdelose Behandlung von Demenzkranken vermeiden zu wollen, kommt dem Ideal der Menschenwürde ein Stück weit näher.

7 Perspektiven

Was dürfen wir für die Zukunft hoffen? Oder vielmehr, wovor müssen wir uns fürchten? Es soll erreicht werden, dass jeder mit Zuversicht davon ausgehen kann, dass man sich in Respekt vor ihm um ihn sorgt, egal in welchem Zustand er sich in Zukunft befinden wird.

„Das Alter ist nichts für Feiglinge", sagte vor knapp zweihundert Jahren Goethes Leibarzt Christoph Wilhelm Hufeland. Wir sollten uns dieser Herausforderung stellen und nicht die Augen vor einem unabwendbaren Problem verschließen. Damit Pflege- und Hilfsbedürftigkeit nicht per se mit Entwürdigung gleichgesetzt werden, bedarf es einer Altenpolitik, die sich die qualitative Versorgung der Pflegebedürftigen zur Aufgabe macht. Es ist notwendig, dass wir das Alter mit den damit verbundenen Krankheiten und Unannehmlichkeiten als Bestandteil unseres Lebens akzeptieren. Leider geht die Entwicklung im Moment in die entgegengesetzte Richtung. Mit „Forever-Young-Konzepten" werden die Augen vor der unabwendbaren Tatsache des Altwerdens verschlossen. Zudem wird die Tatsache der demografischen Entwicklung und ihren Folgen ignoriert. Wünschenswert wäre eine Gesellschaft, die ihre Stärke aus der Akzeptanz von Schwäche bezieht.

Nach Betrachtung der verschiedenen Würdebegriffe, der damit verbundenen Personenkonzeptionen und den verschiedenen Implementierungen wurde klar, dass für den menschenwürdigen Umgang mit Demenzkranken nur ein Konzept Anwendung finden kann, das auf dem Universalitätsanspruch der Würde fußt und dass dieses in die verschiedenen Bereiche der Gesellschaft Einzug finden muss. Die Goldene Regel stellt eine zufriedenstellende Handlungsanweisung mit Allgemeingültigkeit zur moralischen Herausforderung für den Umgang mit Demenzpatienten dar. Ein negativ konstruiertes Würdekonzept zur Vermeidung von menschenunwürdiger Behandlung bringt uns dem Ideal von Würde ein Stück näher.

Wenn wir dann davon ausgehen, dass andere uns später so behandeln werden, wie wir heute die Bedürftigen behandeln, sollten wir keine Angst vor der Zukunft haben.

Wir sollten daran denken, dass sich darin, wie die Gesellschaft mit ihren schwächsten Mitgliedern umgeht, ihre Humanität erweist.

8 Literaturverzeichnis

8.1 Zitierte Literatur

Allgemeine Erklärung der Menschenrechte. (UNO) 10.12.1948. Deutsche Fassung: http://www.unhchr.ch/udhr/lang/ger.htm (Stand 02.03.07)

Beauchamp, Tom L.; Childress, James F. 1979. *Principles of Biomedical Ethics.* New York u.a.: Oxford Univ. Press.

Beauvoir, Simone de. 2000. *Das Alter.* Reinbeck: Rowohlt.

BFSFJ (Bundesministerium für Familie, Senioren, Frauen und Jugend). 2002. *Vierter Bericht zur Lage der älteren Generation.* Bonn: BFSFJ.

BMFG (Bundesministerium für Gesundheit). 2006. *Wenn das Gedächtnis nachlässt.* Ratgeber für die häusliche Betreuung demenzkranker älterer Menschen. Berlin: BMFG.

Böckenförde, Ernst-Wolfgang. 2003. *Die Würde des Menschen war unantastbar.* In: Frankfurter Allgemeine Zeitung 03.09.2003, Nr. 204, S. 33-35.

Brandt, Hartwin. 2002. *Wird auch silbern mein Haar.* Eine Geschichte des Alters in der Antike. München: Beck.

Brock, Dan W. 1993. *Life and Death.* Philosophical Essays in Biomedical Ethics. Cambridge: Univ. Press.

Buchanan, Allen E.; Brock, Dan W. 1989. *Deciding for Others.* The Ethics of Surrogate Decision Making. Cambridge: Cambridge Univ. Press.

Buchanan, James H. 1988. *Patientencounters.* The Experience of Disease. Charlottesville: Univ. Press of Virginia.

Cicero, Marcus Tullius. 1993. *Cato der Ältere.* Über das Alter. Hrsg. Von Max Faltner. 2. Aufl. München: Artemis & Winkler.

Daniels, Norman. 1988. *Am I My Parents' Keeper?* An essay on justice between the young and the old. New York: Oxford Univ. Press.

Deutsche Alzheimer-Gesellschaft. 2006. *Das Wichtigste über die Alzheimer-Krankheit.* 9. Aufl. Berlin: Deutsche Alzheimer-Gesellschaft.

Dörner, Klaus. 2003. *Die Gesundheitsfalle.* Woran unsere Medizin krankt. Zwölf Thesen zu ihrer Heilung. München: Econ.

Dornblüth, Otto (Hrsg.). *Medizinisches Wörterbuch.* 1927. 13/14. Aufl. Digital unter: http://www.textlog.de/12935.html (Stand 27.01.07).

Eibach, Ulrich. 1981. *Medizin und Menschenwürde*. Ethische Probleme in der Medizin aus christlicher Sicht. Wuppertal: Theologischer Verlag.

Encyclopedia of philosophy. 2006. 2. ed. Detroit u.a.: Thomson Gale.

Esquirol, Jean E. 1838. *Die Geisteskrankheiten*. Berlin: Voss.

Feil, Naomi. 2005. *Validation: ein Weg zum Verständnis verwirrter alter Menschen*. 8. Aufl. München: Reinhardt.

Förstl, Hans. 2003. *Antidementiva*. München u.a.: Urban & Fischer. S. 5-52.

Foucault, Michel. 1968. *Psychologie und Geisteskrankheit*. Frankfurt a.M.: Suhrkamp.

Foucault, Michel. 1969. *Wahnsinn und Gesellschaft*. Frankfurt am Main: Suhrkamp.

Fussek, Claus. 2005. *Alt und Abgeschoben*. Freiburg: Herder.

Grundgesetz für die Bundesrepublik Deutschland vom 23.05.1949. Fundstelle: Bundesgesetzblatt Teil I (BGBl I) 1949, Nr. 1, S. 1 ff.

Heimgesetz (HeimG) vom 05.11.2001. Fundstelle: Bundesgesetzblatt I (BGBl I) 2001, Nr. 57, S. 2970-80.

Held, Christoph; Ermini-Fünfschilling, Doris. 2006. *Das demenzgerechte Heim*. Lebens-raumgestaltung, Betreuung und Pflege für Menschen mit Alzheimerkrankheit. 2. Aufl. Basel u.a.: Karger.

Höffe, Otfried. 2002. *Medizin ohne Ethik?* Frankfurt am Main: Suhrkamp.

Homann, Karl. 1996. *Sustainability: Politikvorgabe oder regulative Idee?* In: Lüder, Gerken (Hrsg.). Ordnungspolitische Grundfragen einer Politik der Nachhaltigkeit, S. 33-47.

Jürgs, Michael. 2006. *Alzheimer*. Spurensuche im Niemandsland. München: Bertelsmann.

Kant, Immanuel. (GMS). 1995. *Grundlegung zur Metaphysik der Sitten*. Köln: Könemann.

Kant, Immanuel. (MS). 2001 *Die Metaphysik der Sitten*. Stuttgart: Reclam.

Kettner, Matthias (Hrsg.). 2004. *Biomedizin und Menschenwürde*. Frankfurt a. M.: Suhrkamp.

Kitwood, Tom. 2005. *Demenz*. Der personen-zentrierte Ansatz im Umgang mit verwirrten Menschen. 3. Aufl. Bern: Huber.

Klee, Ernst. 1985. *„Euthanasie"* im NS-Staat. Die „Vernichtung lebensunwerten Lebens". Frankfurt a.M.: Fischer Taschenbuchverlag.

Kolb, Christian. 2004. *Künstliche Ernährung bei Demenzkranken.* Ethische Aspekte aus der Sicht der Pflege. In: *Ethik in der Medizin* 16 (3), S. 265-274.

Kolb, Christian. 2003. *Nahrungsverweigerung bei Demenzkranken.* PEG-Sonde - ja oder nein? Frankfurt a.M.: Mabuse.

Luhmann, Niklas. 1965. *Grundrechte als Institution.* Ein Beitrag zur politischen Soziologie. Berlin: Duncker & Humblot.

Mace, Nancy L.: 1986. *Der 36-Stunden-Tag.* Bern: Huber.

Maciejewski, Britta. 2001. *Qualitätshandbuch Leben mit Demenz.* Zugänge finden und erhalten in der Förderung, Pflege und Begleitung von Menschen mit Demenz und psychischen Veränderungen. Köln: KDA.

McKhann, G., Drachman, D., Folstein, M. 1984. *Clinical diagnosis of Alzheimer's disease.* In: *Neurology* 34 (7), S. 939-44.

McMahan, Jeff. 2002. *The Ethics of Killing.* Problems at the Margins of Life. Oxford: Oxford Univ. Press.

Nationaler Ethikrat. 2005. *Infobrief.* Jahrestagung 2005: Altersdemenz und Morbus Alzheimer. Infobrief 4/2005 unter: http://www.ethikrat.org/publikationen/infobrief.html (Stand 01.08.06).

Pflegequalitäts-Sicherungsgesetz (PQsG) vom 09.12.2001. Fundstelle: Bundesgesetzblatt Teil I (BGBl I) 2001, Nr. 47, S. 2320 ff.

Pflegeleistungs-Ergänzungsgesetz (PflEG) vom 14.12.2001. Fundstelle: Bundesgesetzblatt Teil I (BGBl I) 2001, Nr. 70, S. 3728 ff.

Plato. *Die Gesetze.* 1922. In: Platons sämtliche Werke in zwei Bänden, übers. v. Franz Susemihl (ed. F. Schleiermacher), Bd. 2, Wien: Phaidon.

Post, Stephen G.; Whitehouse, Peter J. 1998. *Genetic Testing for Alzheimer Disease.* Ethical and Clinical Issues. Baltimore u.a.: Johns Hopkins Univ. Press.

Post, Stephen G. 1995. *The moral challenge of Alzheimer disease.* Baltimore: Johns Hopkins Univ. Press.

Schermer, Maartje. 2007. *Nothing but the Truth?* On Truth and Deception in Dementia Care. In: *Bioethics* 21 (1), S. 13-22.

Schnabel, Mirja. 2005. *Umgang mit Demenzkranken.* Entwicklung eines Lernfeldes auf Basis empirischer Daten aus der Berufspraxis der Pflege. Hamburg: Schlütersche Verlagsgesellschaft.

Schneider, Kordula. 2003. *Pflegepädagogik für Studium und Praxis.* Berlin: Springer.

Singer, Peter. 1994. *Praktische Ethik.* 2. Aufl. Stuttgart: Reclam.

Skuban, Ralph. 2004. *Pflegesicherung in Europa*. Sozialpolitik im Binnenmarkt Wiesbaden: Verlag für Sozialwissenschaft.

Sozialgesetzbuch (SGB) XI. 1994. Fundstelle: Bundesgesetzblatt I (BGBl I) 1994, Nr. 30, S. 1014 ff.

Werner, Burkhard. 1997. *Demenz*. Epidemiologie, Ursachen und Folgen einer psychischen Erkrankung im Alter. Weinheim u.a. : Juventa.

Wettstein, Albert. 1991. *Senile Demenz*. Ursache - Diagnose - Therapie - volkswirt-schaftliche Konsequenzen. Bern u.a.: Huber.

Wetz, Franz Josef. 1998. *Die Würde des Menschen ist antastbar*. Eine Provokation. Stuttgart: Klett-Cotta.

Wetzstein, Verena. 2005. *Alzheimer-Demenz*. Perspektiven einer integrativen Demenz-Ethik. In: Zeitschrift für Medizinische Ethik 51 (1), S. 27-40.

Wetzstein, Verena. 2005a. *Diagnose Alzheimer*. Grundlagen einer Ethik der Demenz. Frankfurt u.a.: Campus.

8.2 Weitere Literatur

Binstock, Robert H.; Post, Stephen G.; Whitehouse, Peter J. 1992. *Dementia and Aging*. Ethics, Values, and Policy Choices. Baltimore u.a.: Johns Hopkins Univ. Press.

Bryden, Christine. 2005. *Dancing with Dementia*. My Story of Living Positively with Dementia. London u.a.: Kingsley Publishers.

Buchanan, Allen; Brock, Dan W. 1986. *Deciding for Others*. In: *Milbank Quarterly*. 64 (Suppl. 2), S. 17-94.

Buchanan, Allen. 1987. *The Treatment of Incompetents*. In: VanDeVeer, Donald (Hrsg.). *Health Care Ethics*. An Introduction. Philadelphia: Temple Univ. Press. Chapter V, S. 215-38.

Daniels, Norman: 1985. *Just health care*. Cambridge: Cambridge Univ. Press.

Deutsche Alzheimer-Gesellschaft. 2006. *Das Wichtigste über die Alzheimer-Krankheit*. 9. Aufl. Berlin: Deutsche Alzheimer-Gesellschaft.

Dworkin, Ronald. 1986. *Autonomy and the Demented Self*. In: *Milbank Quarterly*. 64 (Suppl. 2), S. 4-16.

Eglin, Anemone. 2006. *Das Leben heiligen*. Spirituelle Begleitung von Menschen mit Demenz. Zürich: TVZ.

Feldmann, Lili. 1989. *Leben mit der Alzheimer-Krankheit*. Eine Therapeutin und Betroffene berichten. München u.a.: Piper.

Fischer, Jürgen D.; Schwarz, Günther 1999. *Alzheimer-Kranke verstehen, betreuen, behandeln*. 2. Aufl. Freiburg: AGJ.

Fischer, Michael. 2004. *Der Begriff der Menschenwürde*. Definition, Belastbarkeit und Grenzen. Frankfurt a. M.: Lang.

Fussek, Claus; Loerzer, Sven. 2005. *Alt und abgeschoben*. Der Pflegenotstand und die Würde des Menschen. Freiburg u.a.: Herder.

Helmchen, Hanfried; Kanowski, Siegfried; Lauter, Hans. 2006. *Ethik in der Altersmedizin*. Stuttgart: Kohlhammer.

Jürgs, Michael. 2006. *Alzheimer*. Spurensuche im Niemandsland. München: Bertelsmann.

Klessmann, Edda. 1990. *Wenn Eltern Kinder werden und doch die Eltern bleiben*. Bern u.a.: Huber.

Klie, Thomas. 2005. *Würdekonzept für Menschen mit Behinderung und Pflegebedarf*. Balancen zwischen Autonomie und Sorgekultur. In: *Zeitschrift für Gerontologische Geriatrie*, 38 (4), S. 268-272.

Knoepffler, Nikolaus. 2004. Menschenwürde in der Bioethik. Berlin u.a.: Springer.

Lay, Reinhard. 2004. *Ethik in der Pflege*. Ein Lehrbuch für die Aus-, Fort-, und Weiterbildung. Hannover: Schlütersche Verlagsgesellschaft.

Marckmann, Georg (Hrsg.). 2003. *Gesundheitsversorgung im Alter*. Zwischen ethischer Verpflichtung und ökonomischem Zwang. Stuttgart u.a.: Schattauer.

Moody, Harry R. 1992. *Ethics in an Aging Society*. Baltimore u.a.: John Hopkins Univ. Press.

Pleschberger, Sabine. 2005. *Nur nicht zur Last fallen*. Sterben in Würde aus der Sicht alter Menschen in Pflegeheimen. Freiburg i. Br.: Lambertus.

Popp, Ingrid. 2003. *Pflege dementer Menschen*. 2. Aufl. Stuttgart: Kohlhammer.

Reitinger, Elisabeth u.a. 2004. *Leitkategorie Menschenwürde*. Zum Sterben in stationären Pflegeeinrichtungen. Freiburg i. Br.: Lambertus.

Schäfer Ulrike; Rüther, Eckart. 2004. *Demenz - Gemeinsam den Alltag bewältigen*. Ein Ratgeber für Angehörige und Pflegende. Göttingen u.a.: Hogrefe.

Skuban, Ralph. 2004. *Vom "einfachen" Menschenverständnis zum "schlichten" Betreuungskonzept in der stationären Dementenbetreuung*. In: *Pflegeimpuls*, 2004 (3), S. 76-79.

Sperl, Dieter. 2002. *Ethik der Pflege*. Verantwortliches Denken und Handeln in der Pflegepraxis. Stuttgart: Kohlhammer.

Thoke-Colberg, Anette (Hrsg.). 2004. *Anwendungsorientierte Pflegeforschung.* Ethik in der Pflege. München: Zuckschwerdt.

Tönnies, Inga. 2004. *Abschied zu Lebzeiten.* Wie Angehörige mit Demenzkranken leben. Bonn: Psychiatrie-Verlag.

Weißbuch Demenz. 2002. Versorgungssituation relevanter Demenzerkrankungen in Deutschland. Stuttgart u.a.: Thieme.

Wetzstein, Verena (Hrsg.). 2005. *Ertrunken im Meer des Vergessens?* Alzheimer-Demenz im Spiegel von Ethik, Medizin und Pflege. Freiburg i. Br.: Verlag der Katholischen Akademie der Erzdiözese Freiburg.

8.3 Internetquellen

Alzheimer-Gesellschaft München
www.agm-online.de (Stand: 01.10.06).

Alzheimer-Wohngesellschaften
http://www.alzheimerwgs.de/ (Stand 05.03.07).

Demens Center Amager
http://www2.kk.dk/boligguide/boligguide.nsf/all/8F019CE43C9DD462C1256BD
C003D4F6F (Stand 27.12.2006).

Deutsche Alzheimer Gesellschaft
http://www.deutsche-alzheimer.de (Stand 08.01.07).

Deutsches Grünes Kreuz, Initiative „Altern in Würde"
www.altern-in-wuerde.de (Stand 10.01.07).

Freunde Alter Menschen (Berlin)
http://www.freunde-alter-menschen.de/ (Stand 12.03.07).

Gerontogarten im Pflegeheim Magdalenum (Elsendorf)
http://www.magdalenum-seniorenpflegeheime.de/fh_gerontogarten.php (Stand 09.02.07).

Langzeitaufenthalt für Demenzkranke in Thailand
http://www.alzheimerthailand.com (Stand 18.01.07).

Nahrungsverweigerung
http://www.nahrungsverweigerung.de/scripts/sub/autor/Stellungnahme0603016.ht
ml (Stand 14.01.07)

Nationaler Ethikrat. Stellungnahme zu Patientenverfügungen
http://www.ethikrat.org/stellungnahmen/pdf/Stellungnahme_Patientenverfuegung.
pdf (Stand 18.01.07).

Projekt „*Quality of Life. The Dignity and Older Europeans Project*"
http://www.cardiff.ac.uk/dentistry/medicine/geriatric_medicine/international_research/dignity/ (Stand 04.03.07).

Seniorenpflegeheim Franziska-Schervier (Frankfurt)
www.schervier-altenhilfe.de (Stand 12.01.07).

9 Abbildungsverzeichnis

Abbildung 1: Verteilung der verschiedenen Formen von Demenz 15
Abbildung 2: Häufigkeit der Demenz bezogen auf das Alter 16
Abbildung 3: Straßenschild GB 68

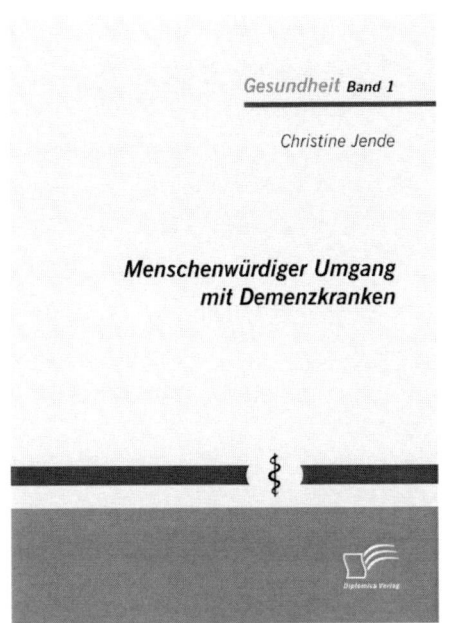

Christine Jende

Menschenwürdiger Umgang mit Demenzkranken

Diplomica 2013 / 84 Seiten / 39,99 Euro

ISBN 978-3-8428-9379-5
EAN 9783842893795

Warum sollen wir uns mit dem Thema Demenz auseinandersetzen, einer Krankheit bei der jeder hofft, dass sie einen selbst nie betreffen wird? Mit der zunehmenden Lebenserwartung steigt die Zahl alter Menschen in unserer Gesellschaft stetig an. Wir werden zwar immer älter, aber mit großer Wahrscheinlichkeit auch über einen immer längeren Zeitraum pflegebedürftig. Es herrscht Angst vor einem solchen „Tod auf Raten".
Hilflosigkeit, finanziell beschränkte Mittel und Abhängigkeit von Pflegenden führen oft dazu, dass pflegebedürftige Menschen schlecht behandelt werden. Menschenwürdige Pflege sollte selbstverständlich sein und die Würde der Kranken gewahrt werden.

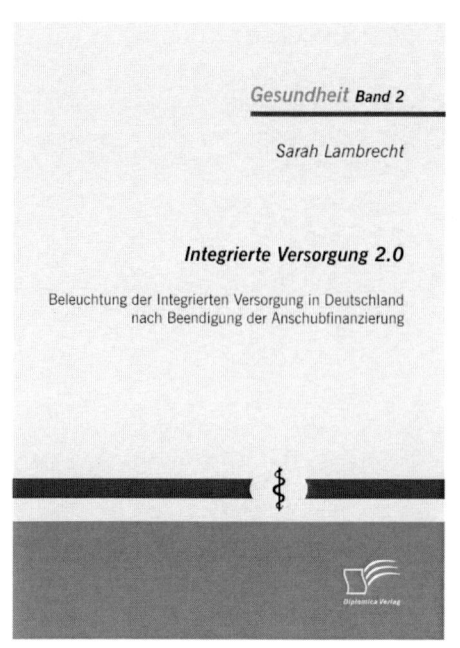

Sarah Lambrecht

Integrierte Versorgung 2.0

Beleuchtung der Integrierten Versorgung in Deutschland nach Beendigung der Anschubfinanzierung

Diplomica 2013 / 140 Seiten / 44,99 Euro

ISBN 978-3-8428-9434-1
EAN 9783842894341

Im Jahr 2000 wird die Integrierte Versorgung in Deutschland eingeführt. Durch neue Vertrags- und Vergütungsformen sollen mit der Integrierten Versorgung die Akteure des Gesundheitswesens zu wettbewerblichen Handeln motiviert werden. Ziel ist es, die Kommunikation und Zusammenarbeit der Sektoren und damit die Patientenversorgung zu optimieren.

Nach anfänglichen Startschwierigkeiten schafft es die Anschubfinanzierung im Jahre 2004 die Integrierte Versorgung in Deutschland für die Akteure attraktiv zu machen. Doch gerade als erste Projekte die anfänglichen Risiken überstanden haben, läuft die Anschubfinanzierung aus; zeitgleich mit der Einführung des Gesundheitsfonds, der eine weitere Herausforderung für die Krankenkassen darstellt.

Dieses Buch beschreibt die historische Entwicklung der Integrierten Versorgung in Deutschland. Dabei werden Parallelen und Unterschiede zum anglo-amerikanischen Managed-Care-Konzept dargestellt sowie anhand der Vorstellung einzelner Großprojekte exemplarisch Chancen und Risiken integrierter Versorgungsprojekte aufgezeigt. Auf Basis institutionenökonomischer Theorien werden die jüngsten Entwicklungen der Integrierten Versorgung in Deutschland beleuchtet. Dabei steht insbesondere zur Diskussion, wie sich die Integrierte Versorgung ohne feste gesetzliche Finanzierungsgrundlage quantitativ wie qualitativ weiterentwickelt hat und welche Entwicklungsperspektiven unter den veränderten Voraussetzungen sinnvoll erscheinen.

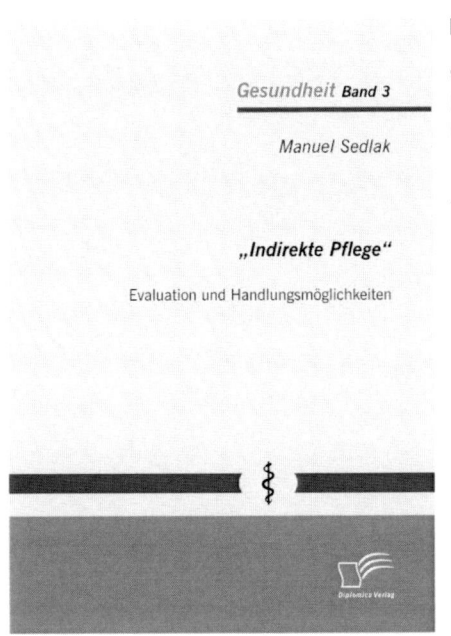

Manuel Sedlak
„Indirekte Pflege"
Evaluation und Handlungsmöglichkeiten
Diplomica 2013 / 104 Seiten / 39,99 Euro
ISBN 978-3-8428-9473-0
EAN 9783842894730

Viele Mitarbeiter der stationären Altenhilfe beschweren sich zunehmend über den stetig wachsenden Zeitdruck bei ihrer Arbeit. Es sei kaum mehr Zeit für die einzelnen Bewohner vorhanden und die Menschlichkeit bliebe auf der Strecke. Die Dokumentation und die Pflegeplanung werden als große zeitliche Belastung innerhalb des Arbeitsalltags gesehen, wodurch dies von den Mitarbeitern meist als Pflichtaufgabe, nicht aber als nützliches Instrument pflegerischen Handelns wahrgenommen wird.

In diesem Buch wird das Thema „indirekte Pflege" behandelt, ein Begriff, der neben der Dokumentation und Pflegeplanung auch andere, bewohnerferne Tätigkeiten erfasst. Der Autor beschreibt die Inhalte und Gegenstände der „indirekten Pflege" und zeigt den entstehenden zeitlichen und finanziellen Aufwand dieser Tätigkeiten auf.

Abschließend werden die Forschungsergebnisse interpretiert und mögliche Handlungsanweisungen für das Management der stationären Altenhilfe formuliert. Mit deren Hilfe ist es möglich, den zeitlichen Aufwand für indirekte Pflegemaßnahmen zu reduzieren und dadurch den Mitarbeitern Zeit zu ersparen, die anschließend auf andere Bereiche des pflegerischen Arbeitens verteilt werden kann. Dies steigert nicht nur das Wohlbefinden der Bewohner, sondern zugleich die Mitarbeiterzufriedenheit und stellt somit eine große Herausforderung, aber auch Chance für das Management dar.

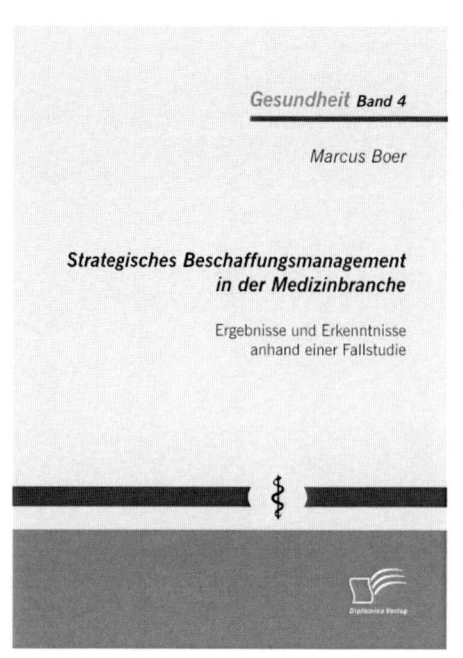

Marcus Boer

Strategisches Beschaffungsmanagement in der Medizinbranche

Ergebnisse und Erkenntnisse anhand einer Fallstudie

Diplomica 2013 / 128 Seiten / 44,99 Euro

ISBN 978-3-8428-9484-6
EAN 9783842894846

Das deutsche Gesundheitswesen wurde im Laufe der Zeit durch viele Einflüsse nachhaltig geprägt. Zu den entschiedensten Einschnitten zählt dabei der stetige Anstieg der Gesundheitsausgaben. Um diesem Trend entgegenzuwirken, trat Anfang des neuen Jahrtausends die DRG-basierte Vergütung in Kraft. Dieses System hat den stationären Versorgungsbereich vor neue Herausforderungen gestellt.

Sowohl die Arbeitsinhalte als auch die Arbeitsorganisation der Krankenhäuser hat sich grundlegend verändert. Dagegen hat das strategische Beschaffungsmanagement für die Krankenhäuser an Bedeutung gewonnen. Durch die zunehmende Regulierung der Finanzmittel sind die Krankenhäuser gezwungen, ihre Güter kostendeckend zu beschaffen. Jedoch darf sich dies nicht auf Kosten der Qualität, der medizinischen Versorgung und der Patienten auswirken.

In diesem Buch werden dabei die Gegebenheiten, welche den Gesundheits- und Krankenhausmarkt geprägt haben literarisch und praxisbezogen aufgezeigt. Aufgrund einer empirischen Untersuchung gelingt es, ein strategisches Lösungskonzept zu erarbeiten, welches sich von theoriebasierten Ansätzen abgrenzt und auf aktuelle Marktgegebenheiten anwendbar ist. Durch Einbeziehung von verschiedenen Kundengruppen wird für das strategische Beschaffungsmanagement ein Zusammenhang zwischen den theoriebasierten Argumentationen und den praktischen Erfahrungen hergestellt.